看图学老年人 家庭急救

胡维勤 ◎主编

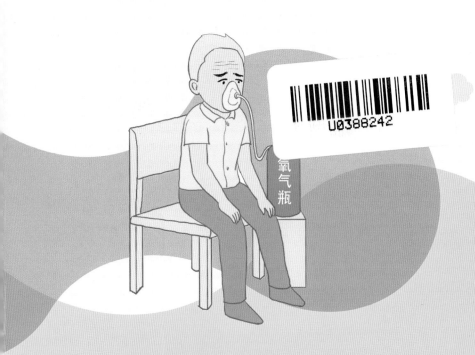

氧气瓶

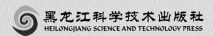

黑龙江科学技术出版社
HEILONGJIANG SCIENCE AND TECHNOLOGY PRESS

图书在版编目（CIP）数据

看图学老年人家庭急救/胡维勤主编 .－－ 哈尔滨：
黑龙江科学技术出版社，2018.1

ISBN 978-7-5388-9354-0

Ⅰ . ①看… Ⅱ .①胡… Ⅲ .①老年人－急救－图解
Ⅳ . ① R459.7-64

中国版本图书馆 CIP 数据核字 (2018) 第 253320 号

看图学老年人家庭急救

KANTU XUE LAONIANREN JIATING JIJIU

主　　编　胡维勤

责任编辑　马远洋

策划编辑　深圳市金版文化发展股份有限公司

封面设计　深圳市金版文化发展股份有限公司

出　　版　黑龙江科学技术出版社

地址：哈尔滨市南岗区公安街 70-2 号　邮编：150007

电话：（0451）53642106　传真：（0451）53642143

网址：www.lkpub.cn

发　　行　全国新华书店

印　　刷　深圳市雅佳图印刷有限公司

开　　本　860 mm×1160 mm　　1/32

印　　张　6

字　　数　200 千字

版　　次　2018 年 1 月第 1 版

印　　次　2018 年 1 月第 1 次印刷

书　　号　ISBN 978-7-5388-9354-0

定　　价　35.00 元

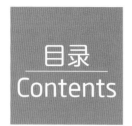
目录
Contents

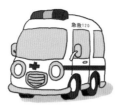

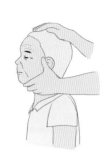
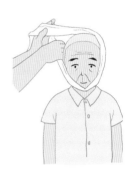
第三章 | 危重症的急救

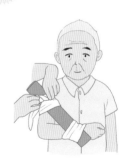

第四章 | 常见伤病的急救

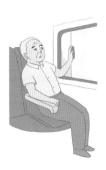

第五章 | 突发意外的急救和自救

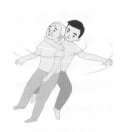

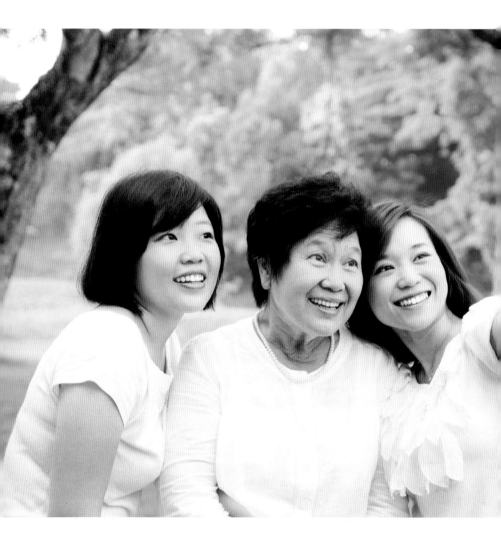

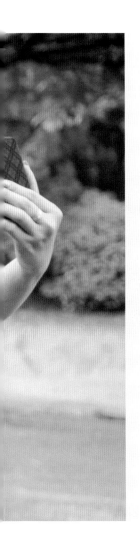

第一章

家有老人，
急救是必修课

随着年龄的增长，老年人身体功能逐渐下降，常被各种疾病侵扰，再加上认知和协调性下降，容易突发意外事故。鉴于此，家人必须学习一些老年人家庭救护常识，才能忙而不乱、正确有效地救护。

一、关于家庭急救

日常生活中，突发疾病、意外伤害、天灾人祸等，往往让我们猝不及防。如果我们不及时救治或操作不当的话，很可能会对自身或家人造成伤害。所以，掌握一些家庭急救知识是非常必要的。

1. 现场急救的原则

对突发事件进行现场救护时，需要遵循以下原则。

1

◎保持镇定，冷静地判断事故发生现场的各种状况，在采取急救措施前，先保证自己和伤病员处在安全的环境中。

2

◎迅速判断伤病员的状况，分清轻重缓急，以"先救命，后治伤"的原则，果断实施救护措施。

3

◎充分利用事发场所能支配的人力、物力协助救护。

4

◎立即拨打"120""110"等急救电话，如果自己要参与救护，需以坚定的口吻指定身边的人拨打电话。

5

◎可能的情况下，边治伤边进行心理安抚，尽量减轻伤病员的痛苦。

2. 老年人面临的健康及其他问题

　　我国是世界老龄人口绝对数量最多的国家，又是世界上人口老龄化速度最快的国家之一。随着我国老龄化社会的到来，如何提供适合老年人群需要的医疗保健、生活照顾、养老善终等服务，提高老年人的生活质量，已成为人们广泛关注的话题。

◎　身体健康状况较差。随着年龄的增长，老年人身体功能会发生一系列复杂的退行性变化。据统计，60 岁以上老年人中有 74% 患有多种慢性病，其中患一种及以上对日常生活有影响的疾病者占 66.8%。老年人中有约 21.5% 的人生活轻度不能自理，5%~8% 生活中度不能自理，2%~5% 完全不能自理。

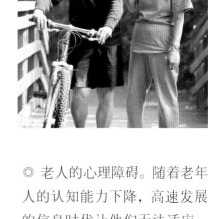

◎　家庭养老力度下降。由于计划生育使家庭子女数减少，以及社会家庭核心化和小型化的发展，随之而来的将是更多老人的生活照料和疾病护理依赖于社会福利和社区服务。广大青壮年人员的流动和外出就业，进一步恶化老年人的照料来源。

◎　老人的心理障碍。随着老年人的认知能力下降，高速发展的信息时代让他们无法适应，从而产生无用感。生活事件如丧偶、退休、经济收入的减少、子女下岗等社会支持程度的下降使老年人易产生心理障碍。

　　面对老年人日常生活中的诸多健康问题，家属们应引起重视，给予他们更多的关心、理解和帮助，使他们得到精神和心理上的共同满足。

3. 家庭必备的急救医药用品

现代家庭一般都备有常用药，以备患病时使用，除了感冒药、止痛片等一般常用药品，还应该包括各种有可能用到的医药用品，成为一个"急救医药包"。一旦发生意外，可以利用医药包里的应急救护物品进行急救和互救。如果有条件的话，还可以准备一个"防灾救援包"，放一些食品、饮用水、电池等物品，并注意定期更换，避免过期。

| 急救医药包必备用品 |

解热止痛药	阿司匹林、去痛片、消炎痛等
治感冒类药	扑感敏、康泰克、感冒通、强力银翘片、白加黑感冒片等
止咳化痰药	必咳平、咳必清、蛇胆川贝液等
抗生素	氟哌酸、复方新诺明、乙酰螺旋霉素、头孢霉素等
胃肠解痉药	普鲁本辛、654-2 等
助消化药	吗丁啉、多酶片、神曲等
通便药	大黄苏打片、甘油栓、开塞露等
止泻药	藿香正气水、十滴水、易蒙停等
抗过敏药	息斯敏、扑尔敏、苯海拉明等
外用消炎消毒药	医用酒精、碘酒、碘附、紫药水等
外用止痛药	风湿膏、红花油等
其他常用药	风油精、清凉油、活络油、眼药水等
医疗用品类	纱布、绷带、止血带、胶布、创可贴、消毒棉签、器材消毒用酒精、体温计、剪刀等

| 家庭常用药备忘录 |

◎ 解热止痛药

止痛药应在明确病因的前提下使用，否则会掩盖疾病真相，延误诊治。另外，止痛药仅限于急性剧烈疼痛时使用，且不能反复使用。作用快的解热止痛药在用于高热病人或用量较大时，会因出汗过多、体温骤降而出现虚脱现象。

◎ 治感冒类药

感冒药一般含解热止痛抗炎成分，对胃部有刺激，空腹服用容易导致胃溃疡、胃出血，严重者有可能危及生命。此类药最好饭后15~30分钟服用，可减少药物对胃肠道的刺激，有利于药物吸收。

◎ 退热药

发热只是一种症状，很多疾病都可以引起发热。发热时，首先要针对疾病本身进行治疗，使用退热药只是一种辅助手段。此外，退热药如果使用不当会造成危害，因此不能盲目乱用。如果只是体温稍微偏高，不建议服用退热药。

◎ 止咳药

止咳药适用于呼吸道炎症引起的咳嗽，但不适用于痰多、痰黏稠的病人，否则咳嗽中枢被抑制后，会导致痰更难咳出，致使胸闷难受，甚至引起呼吸道阻塞，使病情加剧。

◎ 助消化药

助消化药能促进胃肠道的消化功能。大多数助消化药本身就含有消化酶的主要成分，用于消化道分泌液不足时，可以发挥替代疗法的作用。老年人由于胃肠道功能减退，有可能出现消化不良。

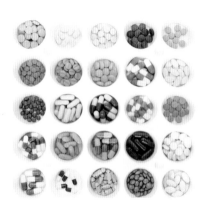

◎ 止泻药

此类药通过提高胃肠张力，改变胃肠道的运动功能，抑制肠道蠕动从而减缓食物的推进速度,使水分有充分的时间吸收，从而达到止泻的目的。此外，通过吸附或收敛作用，阻止肠内的异常发酵，减少毒物在肠内的吸收及对肠黏膜的刺激，或者通过直接保护肠黏膜，减少渗出而发挥止泻作用。

◎ 胃肠药

不同的胃肠药有不同的功效，不是所有的胃肠痛都适合用同一种药。比如，有的胃肠药有明显的抗酸止痛作用，用于治疗急性胃痛、胃酸过多、胃溃疡、十二指肠炎。还有一种主要用于治疗胃部胀满、上腹疼痛及食道反流引起的消化疾病。使用时需注意区分。

◎ 速效救心丸

家中有老人的，要常备速效救心丸用于治疗和预防心绞痛的突然发作，发作时可以含服 1 ~ 2 分钟，症状即可很快缓解，争取抢救的时间。用药前应找出患者心绞痛的发作规律，切勿等典型的心绞痛发作之后再含服。为了更快地发挥药效，可用牙齿将其咬碎再含在舌下。服药时应取坐姿，站着含服头部的位置较高，周身血管扩张而导致血压降低，容易引起晕厥。用量一般为 4 ~ 6 粒，含服 5 分钟后起效，若用药 10 分钟后症状仍未缓解，应立即送医院治疗。含服时若感觉药品失去应有的苦辣味和凉麻感，说明药物已经失效，应另换新药。

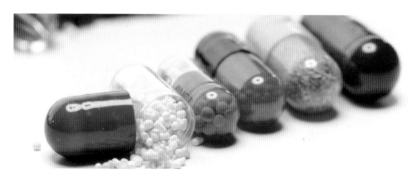

◎ 抗过敏类药

服用抗过敏类药应特别注意时间和次数。凡是轻度过敏的患者，一般每天只需服药一次。根据过敏发作时间不同，服药时间应有所区别。过敏症状出现于白天者，应于早晨服药；症状出现于傍晚者，则应在睡前服药。

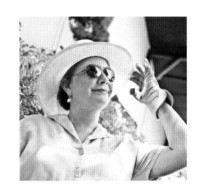

◎ 眼药水

眼药水应密封保存在阴凉遮光处，不宜放在温度较高或阳光直射的地方，以免失效。眼药水一经开封，要在一定时间内用完，以免疗效降低或失效。用药期间，若出现过敏反应或其他异常症状，应马上停药，并及时到医院诊治。此外，老年人因耐受力小，每次只滴一滴药水就够了。用药次数应遵医嘱或说明书。

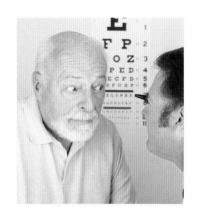

◎ 外用药

有些外用药能透过皮肤被吸收进血液，引起胎儿或婴幼儿中毒，因此，女性在妊娠期间应慎用外用药。有些外用药含有硝酸咪康唑，这种成分具有局部刺激性，如果患者的局部皮肤较为敏感，易发生接触性皮炎，或者因局部刺激发生灼感、红斑、脱皮、起泡等症状，应慎用，如出现上述症状，应及时停用，以免皮肤损伤发生或加重感染。

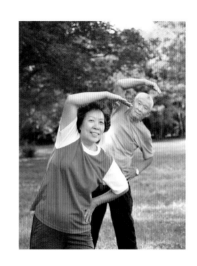

二、如何正确拨打"120"

我国统一急救电话号码为"120"，拨打这个号码是向急救中心呼救的最简便快捷的方式。当家人突发急症或受到意外伤害时，要立即拨打该电话，获得急救中心、急救站或附近医疗机构的帮助，请专业人员前来进一步抢救。

1. 拨打"120"急救电话的一般流程

◎ 接通急救电话后，保持沉着、冷静，注意语言清晰、准确、精炼，重点说明以下情况：伤病员的姓名、性别、年龄等。病员的简要病情和受伤、发病时间，当前主要出现什么症状，如胸痛、意识不清、呼吸困难、被汽车撞伤了、流血不止等，如果了解伤病员的病史，要一并说明。已经采取了哪些现场急救措施，救治效果如何。伤病员当前位置的详细地址、门牌号或楼号、单元、楼层、房间号。如果在公共场所，说明具体位置，如不清楚，可说明附近有何标志性建筑。

◎ 约定好等候、接应救护车的确切地点。等车的地点最好选择就近的公交车站、较大的路口、胡同口、著名单位门前、标志性建筑、醒目的公共设施等处。这样可以尽量避免救护车因对地理环境生疏而造成的延误，从而更快地到达伤病员身边。

◎ 回答"120"受理台要了解的其他相关问题，并等待"120"受理台挂机之后再结束通话，切勿急忙挂机，以免造成对方遗漏重要细节。

◎ 结束通话后，尽量及时前往约定好的地点接应救护车，保持手机畅通。见到救护车之后应主动上前接应，带领急救人员赶赴现场，切忌将伤病员扶到或抬到等待救护车的地点，以免在搬运途中加重病情或伤情。

2. 拨打"120"急救电话的注意事项

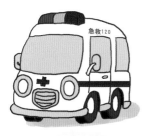

2

◎如果是意外伤害，要先说明伤害的性质，如触电、爆炸、溺水、火灾、中毒、交通事故等，再报告伤者的受伤部位和情况。

3

◎如果不是自己去接救护车，务必记得留下接应救护车的人的姓名和电话号码，以便医护人员尽快找到联系人。

1

◎电话接通后，首先确认对方是否为医疗急救中心。

6

◎尽可能说明伤病员患病或受伤的确切时间。

5

◎在救护车到达之前，迅速清理门前、楼道等处堆放的杂物、自行车等，以免影响伤病员的搬运。

4

◎陪同去医院的家属要迅速准备好伤病员需要带走的药品、衣物等。如果是中毒病人，需要把可疑药品带上；如果是断肢患者，要带上断离的肢体。

3. 其他常用急救电话

"110"
报警电话

　　"110"报警电话除负责受理刑事、治安案件外，还接受群众突遇的、个人无力解决的紧急危难求助。如发现溺水、坠楼、自杀，老人、儿童或智障人员、精神疾病患者走失，或者遇到危险，水、电、气、热等公共设施出现险情、灾情等，均可拨打"110"报警。遇到各种自然灾害或交通事故也应及时报警。

"119"
火警电话

　　"119"火警除了救援火灾外，还参加其他各种灾难或事故的抢险救援工作，包括单位和群众遇险求助时的救援救助；建筑物倒塌事故的抢险救援；恐怖袭击等突发事件的应急救援；各种危险化学品泄漏事故的救援；空难及重大事故的抢险救援；水灾、风灾、地震等重大自然灾害的抢险救灾等。

"122"
交通事故
报警电话

　　发生交通事故或交通纠纷时，可及时拨打"122"报警电话，说出自己的姓名、年龄、住址及联系电话，准确报出事故发生的地点及人员、车辆伤损情况，回答对方提出的问题，并待对方挂机之后，我方再挂机。

急救电话拨打提示

　　如果施救者手边有手机，建议拨通急救电话之后开启免提功能，并将音量调大，然后将手机放在身边的地上，这样能一边对伤患者进行心肺复苏，一边通过电话获得专业医护人员的帮助。

4. 哪些情况必须拨打"120"?

当家人发生意外情况，有些小面积创伤、小病小痛，我们在家自行处理即可恢复健康。而当患者出现疑似危重病的某些症状就必须马上拨打"120"，争取尽早医治。下面介绍的这些症状，一旦发生就需尽快拨打"120"。

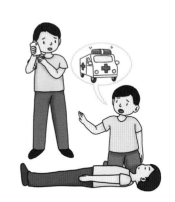

①头痛剧烈，呕吐，血压明显升高，大于180/120毫米汞柱

②突然不能说话，口角㖞斜，伸舌偏斜，一侧肢体麻木无力

③哮喘突然发作，只能坐着呼吸，不能平卧，嘴唇发紫

④呼吸困难，四肢水肿，不断咳出白色或粉红色泡沫痰

⑤胸痛持续30分钟以上，服用硝酸甘油不缓解，并伴有后背放射痛、大汗淋漓等症状

⑥大量呕血或者深咖啡色样物质，或者咳血不止出血量较大

⑦突然发生抽搐并且长时间不停止或间歇性反复发生抽搐

⑧进餐后短时间内出现恶心、呕吐、腹痛、腹泻等疑似食物中毒症状

⑨怀疑发生烈性传染病

⑩发生车祸，有颅脑外伤或脊柱肢体外伤；摔伤所致肢体活动障碍，怀疑有骨折

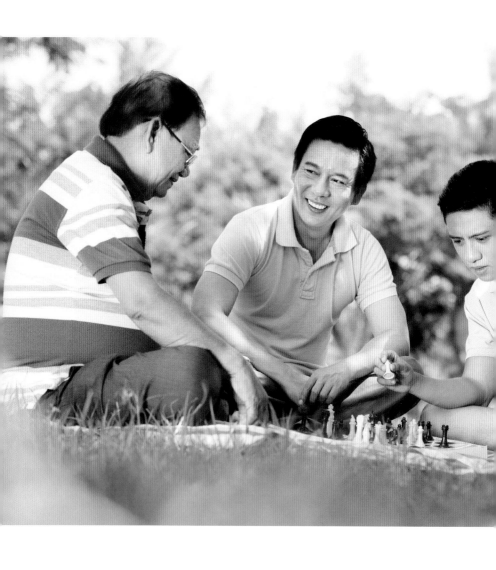

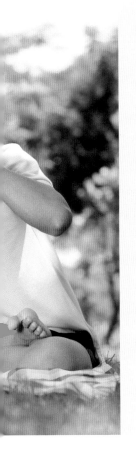

第二章

急救第一课
——三种紧急救命术

急救，顾名思义是非常紧急的救命术，关键点在于"急"，即要抓紧时间。而俗话说"欲速则不达""忙中出错"，可见在时间紧急的情况下，人们容易犯错误。所以，我们一定要认真学习急救知识，多加实践操作，这样才能避免在真正需要急救时出错、误治。本章就为您介绍三种紧急救命术的操作技术。

一、心肺复苏术——生死关头的救命术

心肺复苏术指为恢复心脏骤停患者的自主循环、呼吸和脑功能所采取的一系列急救措施。心脏一旦停止跳动，如果得不到即刻抢救复苏，超过 6 分钟即会发生脑死亡，失去挽救的机会。因此一旦发现心搏骤停，应立即在现场实施心肺复苏术进行急救。

1. 心肺复苏术——心脏骤停的第一应对措施

| 心肺复苏术的"黄金 6 分钟" |

突然倒地的患者如果心跳停止，其实还有机会把他从"鬼门关"拉回来，那就是进行"心肺复苏术"。进行心肺复苏术的黄金时间只有短短的 6 分钟！错过了这一时间，很可能便无力回天了，因为人体心脏停跳 4~6 分钟之后，大脑就会发生不可逆的死亡。心肺复苏术最重要的就是立刻做，越早做越好。美国的研究表明，急症发作病人在被送到医院前，有 1/4~1/3 的人接受过救助者的心肺复苏术，从而保住了生命。

| 老年人有可能面临哪些安全隐患？ |

急症发作	食物、药物、酒精中毒	家用电器着火
厨房着火	煤气、燃气泄漏	切割伤
异物入体	骨折、软组织损伤	中暑、地震、台风等自然灾害

2. 心肺复苏术的基本流程

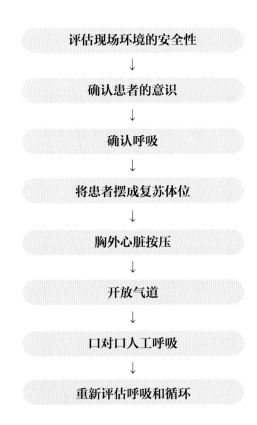

评估现场环境的安全性
↓
确认患者的意识
↓
确认呼吸
↓
将患者摆成复苏体位
↓
胸外心脏按压
↓
开放气道
↓
口对口人工呼吸
↓
重新评估呼吸和循环

| 评估现场环境的安全性 |

发现伤者倒地后，为了保障自己、伤患者和旁人的安全，首先要观察、了解整个现场的环境情况，确定现场是否安全。如果伤病员周围存在危险因素，可在不威胁自身安全的情况下，将其转移至安全地带。

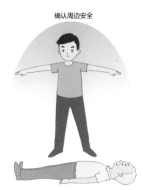

确认周边安全

| 确认患者的意识 |

【操作方法】

①一边用双手轻拍伤患者的双肩，一边凑近伤患者的耳边大声呼喊："喂！你怎么样了？"接着仔细观察其有无反应，除了应答反应，还需观察其有无肢体运动。

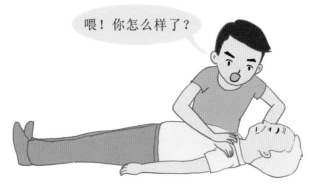

②如果伤患者对声音刺激无任何反应，可掐按人中穴5秒钟，同时观察其胸部、腹部有无起伏，判断呼吸是否正常。

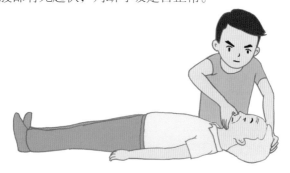

注意事项

1　呼唤伤患者时，只能以手掌拍肩，并掌握合适的力度。切勿晃动伤患者的头部，或使劲来回摇动其双肩，以免对脊柱损伤的伤者造成二次伤害。

2　如果伤患者对声音无反应，需马上进一步确认其呼吸情况，以便确定是否要进行心肺复苏术。

| 确认呼吸 |

【操作方法】

①观察伤病员的胸部、上腹部是否有节律地上下起伏。

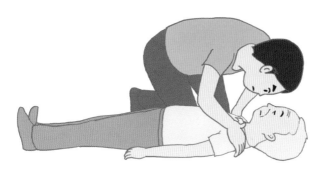

②将耳朵贴近伤病员的口鼻，听其是否有呼吸声。

③将面颊贴近伤病员的口鼻，感
觉是否有呼吸形成的气流。

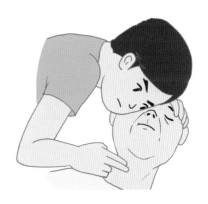

注意事项

① 确认呼吸的过程要尽可能快速进行，不宜超过 10 秒钟，以免耽误进行
人工呼吸的时间。

② 如果伤病员呼吸不正常，如呈喘息状，也需要进行人工呼吸。

| 将患者摆成复苏体位 |

凡不是仰卧位的伤患者，一律需要摆放成仰卧位，又称作"复苏体位"。

【操作方法】

①救护者迅速跪在俯卧位或侧卧位的伤患者身体一侧，将伤患者的双上肢向上伸直，再将外侧下肢搭在内侧下肢上。

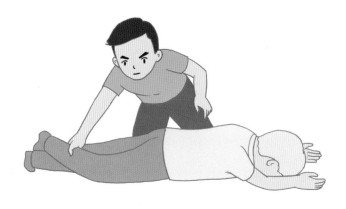

②救护者的一只手固定在伤病员后颈部，另一只手固定在其外侧腋部。

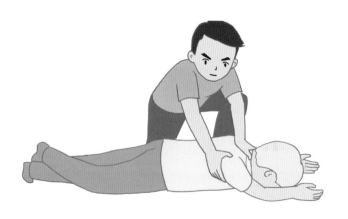

③救护者稍用力将患者整体翻动成仰卧位，使其头、颈、肩、腰、髋在同一条直线上。

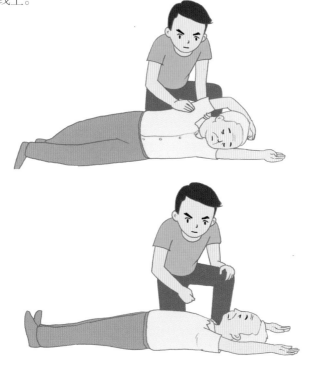

注意事项

1　转动时必须使整个身体同时转动，避免身体扭曲、弯曲，以防脊柱、脊髓损伤。

2　伤病员需仰卧在坚实的平面上，头部不得高于胸部，以免导致气道梗阻及脑血流灌注减少，加速大脑受损，使抢救的有效时间缩短。

3　如果伤病员的躯干在弹簧床、沙发等不宜进行胸外心脏按压的软质平面上，可将其平移至硬质地面或在伤病员的背部放置一个硬木板。

重要提示

进行胸外按压之前，摆正体位的方法和时间要根据具体情况而定，尽量不耽误时间。

| 胸外按压 |

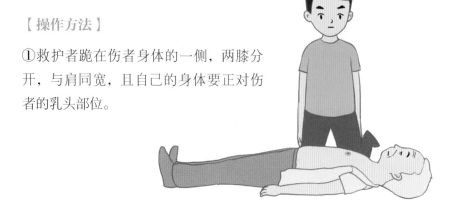

【操作方法】

①救护者跪在伤者身体的一侧，两膝分开，与肩同宽，且自己的身体要正对伤者的乳头部位。

②将一只手的掌跟部放置在伤病员胸部正中，中指压在一侧乳头上，手掌根部放在两乳头连线的中点处，不可偏左或偏右。

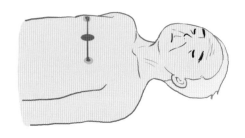

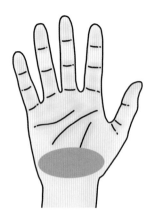

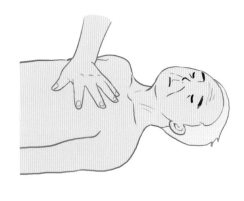

③另一只手的掌根放在上一只手的手背上，两手十指交叉相扣，确定手指不会接触到肋骨。

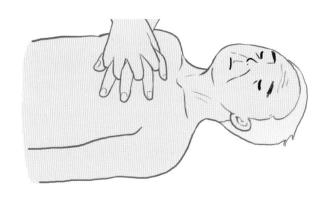

④以髋关节为支点，利用上半身的力量往下用力按压，两臂基本垂直，使双肩位于双手正上方，肘关节不得弯曲，保证每次按压的方向垂直于胸骨。

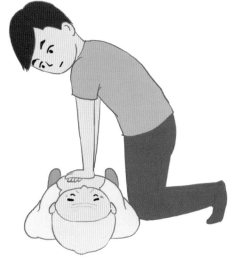

⑤按压深度至少 5 厘米（平均按压深度控制在 6 厘米），相当于胸壁厚度的 1/3，以触摸到颈动脉搏动最为理想。压一下放松一下，待胸廓完全回弹、扩张后再进行下一次按压，同时掌根始终不得离开胸壁，以保证位置的准确。

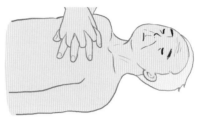

⑥按压的频率为每分钟 100 次（不超过每分钟 120 次），以该频率连续"按压—放松"30 次，保持节奏均匀，按压和放松回弹的时间应该是相同的。

注意事项

1 有几种不正确的操作有可能造成伤病员肋骨骨折，操作时需避免：掌根放置的位置不在伤病员胸部正中，偏左或偏右；放松回弹过程中掌根离开伤病员胸壁，按压位置随意移动；冲击式按压，双臂不平直，手肘弯曲，无法平均用力。

2 每次按压之后要待胸廓完全回弹、扩张，才能继续进行下一次按压，时间为 1∶1，否则会使心血流量减少。放松时应完全不用力，但要维持手臂垂直，准备下一次按压。

重要提示

除了"胸外按压"，心肺复苏术的另一个重要内容是进行"口对口人工呼吸"。按压与人工呼吸的比例为 30∶2，即每进行 30 次不间断的胸外按压之后，需给予 2 次口对口人工呼吸。循环反复进行。

| 开放气道 |

为什么会发生气道堵塞

当伤病员的意识丧失后，尤其是心跳停止后，全身肌张力就会迅速下降，包括咽部与舌肌的肌张力下降，导致舌肌往后坠落，很有可能阻塞气道，严重者甚至不能呼吸。如果将伤病员的下颌托起，使头部适当后仰，便可使舌体离开咽部，从而使气道开放。

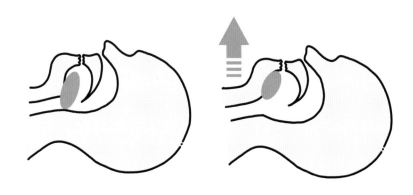

畅通气道的方法

● 压额提颌法

【操作方法】

救护者用一手的小鱼际放置在伤病员的前额并稍用力向下压；另一只手的食指、中指并拢，置于伤病员下颌部的骨性部分，将下颌向上提起。通过左右手的配合使得伤病员头部后仰，下颌向上抬起。成人头部后仰的程度以下颌角与耳垂之间的连线与患者仰卧的平面垂直为度，此时伤病员双侧的鼻孔朝着正上方，即后仰角度为90°。

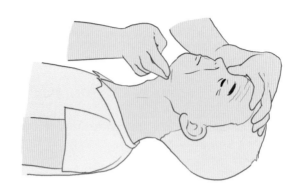

1. 手指不要压迫到伤病员的颈前部、颌下软组织，以免对气道造成进一步压迫。

2. 下颌抬起的程度应适当，不要使伤病员的颈部过度伸展。

3. 脊柱受伤者，以及怀疑颈椎有损伤者，不宜使其头部后仰，此时开放气道应改用"双手托颌法"，以免进一步加重颈椎损伤。

● 双手托颌法

【操作方法】

救护者跪在伤病员头部前侧，双手手指放在伤病员下颌角，拇指在上，四指在下托住，然后稍用力向上托并向前推，抬起伤病员的下颌。

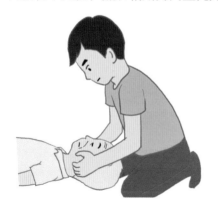
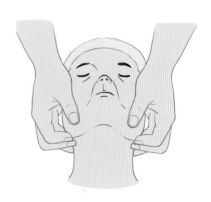

1. 此方法适用于怀疑颈椎、脊柱外伤的患者。
2. 使伤病员的头始终保持正中位，不能使头后仰，更不可使头左右扭动。

（清除异物）

【操作方法】

检查伤病员的口腔及气道内是否有明显的异物，如果看到明显的异物，如呕吐物、脱落的牙齿等，应迅速将其取出。可用手指将异物挖出、勾出。如果患者没有脊柱损伤，可将其头部偏向一侧，方便清理口腔异物。

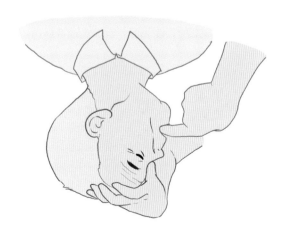

注意事项

用手指勾出异物时，应小心操作，注意避免将异物推入到更深处。

| 人工呼吸 |

【 操作方法 】

①人工呼吸是为伤患者提供氧气的快速、有效的急救法。施救者的一只手放在伤患者前额，用拇指、食指捏住伤患者鼻翼，使其嘴巴张开。

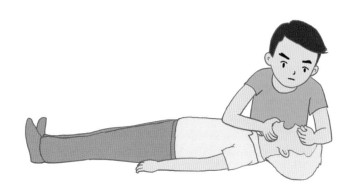

②施救者正常吸一口气，然后用自己的嘴严密包住伤患者的嘴，尽量避免漏气，向伤患者嘴内吹气，直到其胸部鼓起，吹气时间维持 1~2 秒。

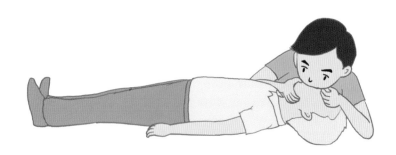

③移开嘴，松开紧捏伤患者鼻翼的手指，待伤患者胸部回落，"吹气时胸部明显上抬——嘴移开后胸部回落"形成一次有效的人工呼吸。

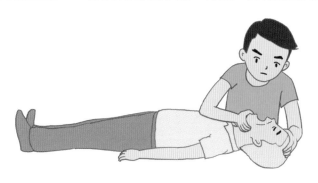

④重复以上三步，连续进行 2 次有效的人工呼吸。

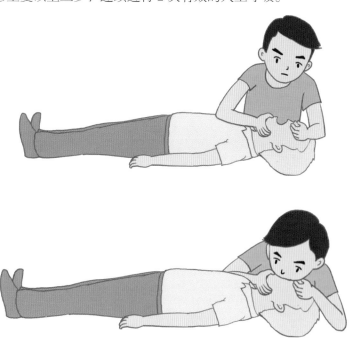

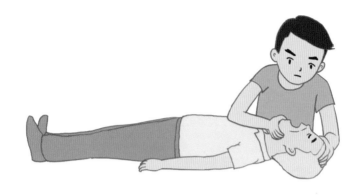

1　切勿吹气时间过长、气量过大，以免胃部膨胀、胃内压增高，从而压迫肺部，反而使得肺通气量减小，并有可能导致胃内容物反流而阻塞气道。

2　操作过程中不要移动伤患者的体位，从始至终保持伤病员头部后仰、下颌抬起，使气道通畅。

3　如果吹气时伤患者胸部没有抬起，则需从使用"压额提颌法"或"双手托颌法"开放气道开始重新操作，并检查每一步操作是否正确。

重要提示

　　在进行完 2 次有效的人工呼吸之后，就需要再次进行 30 次胸外心脏按压，以胸外按压和人工呼吸 30∶2 的比例进行 5 个循环（约 2 分钟），然后重新检查伤患者的呼吸和循环体征。

| 重新评估呼吸和循环 |

【操作方法】

①在做完 5 次"胸外按压——人工呼吸"的循环之后，检查一次伤患者的颈动脉。

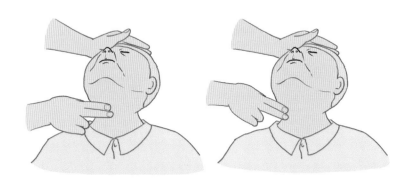

②如颈动脉搏动恢复，则停止胸外心脏按压，并摆放成复原卧位。并继续严密监控伤患者的呼吸循环功能，直至医护人员前来。

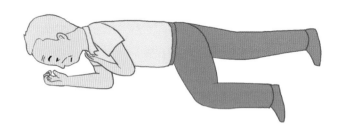

③如颈动脉搏未恢复，则继续胸外按压和人工呼吸，此后每 5 分钟检查一次脉搏。

3. 自动体外心脏除颤仪的使用方法

自动体外心脏除颤仪，一般简称 AED，是专门为非医务人员研制的一种专用急救设备，其特点是携带方便、易于操作、使用安全。学会使用 AED 比学会徒手心肺复苏术更简单，能使猝死的抢救成功率提高几倍至几十倍。

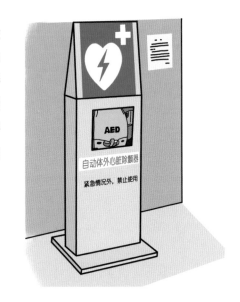

| AED 的工作原理 |

AED 俗称"傻瓜电击器"，其工作原理是通过电击来纠正心律。猝死最常见的原因是一种致命性的心律失常，医学上称为室性纤维颤动，简称"室颤"。心肌受损或者供氧不足，均可导致室颤的发生，这时心脏会丧失有效的排血功能，生命危在旦夕。使用 AED 可以通过一次或多次电击迅速消除室颤，纠正心律，恢复心跳。

【操作方法】

AED 自带电池，打开之后就会有语音提示，抢救者按照语音提示进行一步一步简单的操作即可。

①拿到 AED 后，首先按下电源键，通常是绿色的按钮。然后把伤患者胸前的衣服解开或剪开，用干布擦去伤患者胸部的汗水。

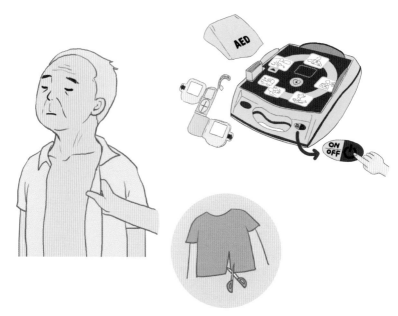

②听到仪器语音提示"将电极片贴到病人的皮肤上"。这时去除电极片上的贴膜，将两张电极片分别贴于指定位置。一张贴于伤患者右胸上部，另一张贴于伤患者左侧腋窝下。电极片上画有具体位置，照着图示贴好即可。

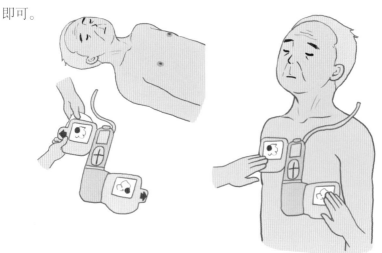

③听到仪器语音提示"将电极片的插头插到闪灯旁的插孔内"。这时按照提示连接导线插头。

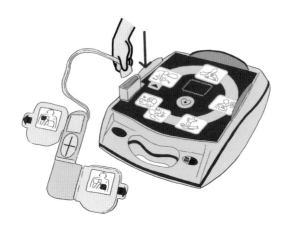

④听到仪器语音提示"不要接触病人，正在分析心律"。这时确保没有任何人接触伤患者的身体，停止人工急救，仪器会自动分析病人的心律。如果病人心律不正常，AED 就会开始自动充电，为下一步电击做准备；如果病人有正常心律，AED 则不会自动充电。

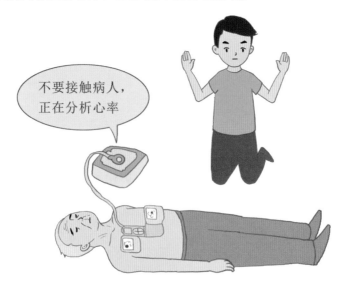

不要接触病人，正在分析心率

⑤ 当自动充电完毕，SHOCK（电击）键会连续闪烁，同时听到语音提示"可电击心律，请电击"。这时再次确认没有任何人触碰患者，大声喊出"所有人都离开！"然后按下SHOCK 键（红色按钮），等待电击完成。

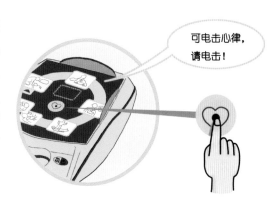

可电击心律，请电击！

注意事项

1. 如果胸口有水渍、汗渍，必须先擦干皮肤，再贴电极片。以免电击时，电流直接通过皮肤表面的水渍，而无法电击到心脏。

2. 电极片必须直接贴在皮肤上，贴身衣物、束缚带、膏药等全部都要去除，更不能有金属物品，如胸罩内的金属托。如果胸毛过多，使电击无法粘贴到皮肤上，应该立即剔去胸毛。

3. 确保仪器分析心律、充电、电击过程中没有人接触伤患者，否则会干扰仪器的正常工作，还有被电击的危险。

4. 如果误将两张电极片的位置贴颠倒了，问题并不大，此时不要试图更换，以免浪费时间，可继续进行下一步操作。

5. 如果伤患者已经恢复心跳，可将其摆放成稳定侧卧位，但不要关掉AED 或拿开电极片，应等待医护人员前来处理。

6. 如果伤患者在电击后仍未恢复知觉，需要立即继续徒手心肺复苏，这时必须断开 AED 的电流再进行操作。

7. 对于带有心脏起搏器或有埋藏式心律转复除颤仪的患者，一样可以正常使用 AED，但需要仔细观察或触摸患者皮肤下的装置，在贴电极片时不要覆盖在以上装置上即可。

二、海姆立克法——气道梗阻这样做

气道梗阻会导致通气功能障碍，使机体和外界无法进行气体交换，如果不能立即排出异物，严重者可迅速窒息、缺氧而死亡。因此，家人或自己发生气道异物阻塞时反应一定要快，要迅速排出异物、解除阻塞、纠正缺氧状态，才有可能保住生命。下面为大家介绍针对气道梗阻的有效急救方法——海姆立克急救法。

1. 为什么老年人容易发生气道异物阻塞？

发生气道异物阻塞的患者以老年人居多，究其原因主要有以下四点：

①老年人牙齿脱落，咀嚼、吞咽功能退化

②曾患心脑血管疾病、食道疾病以及阿尔兹海默病的老人，他们的咽喉部感觉退化，协调功能减弱，吞咽反射降低，容易出现气道被阻塞的现象

③老年人多服用慢性疾病药物，而某些药物会使吞咽反射迟钝，如服用大剂量的高效价抗精神病药物会引起紧张综合征

④有些老人会因咳嗽、吞咽不慎将假牙或牙托误送入气道

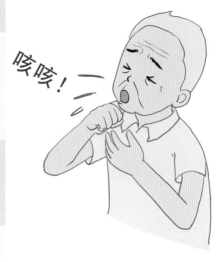

咳咳！

2. 如何及时发现气道异物阻塞?

有时,异物会进入下呼吸道,出现剧烈咳嗽,但接下来会有一段或长或短的无症状期,这时很容易错过关键的急救时间,抢救不及时还有可能导致严重的并发症。因此,一旦老人出现气道异物阻塞,及时发现情况是采取抢救措施的必要前提。

| 完全性阻塞 |

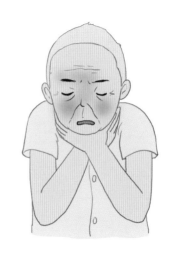

如果患者的气道完全被卡住,会当即发生不能咳嗽、不能呼吸的现象,两手会本能地做出掐住脖子的动作,患者出现这个动作是发生完全性阻塞最明显的特征。同时患者面色潮红,继而变成青紫色或苍白色,随即意识丧失,继而心跳停止。

| 不完全性阻塞 |

如果患者的气道没有被完全阻塞,还可以部分通气,患者当即便会出现剧烈呛咳;呼吸困难,甚至可以听到每次费力呼吸时,喉咙发出口哨一样的喘鸣声;面色先潮红,后青紫或苍白;首先烦躁不安,接着意识丧失,最后呼吸和心跳停止。

3.什么是海姆立克法?

海姆立克法是由一位名叫海姆立克的美国外科医生发明的。他在临床实践中发现大量被食物、异物窒息造成呼吸道梗阻致死的病例。当时在急救急诊中,医生常常采用拍打病人背部,或将手指伸进口腔咽喉去取的办法来排除异物,其结果不仅无效反而使异物更深入呼吸道。他通过反复研究和多次的动物实验,终于发明了利用肺部残留气体,形成气流冲出异物的急救方法,为了纪念他的医学成就,将这种方法称之为"海姆立克法"。

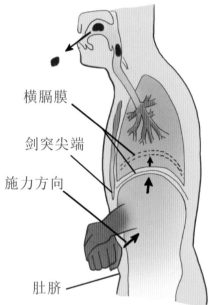

横膈膜

剑突尖端

施力方向

肚脐

Tips

海姆立克急救法通过不断冲击上腹部的操作,使膈肌瞬间抬高,从而使肺内压力骤然增高,形成"人工咳嗽",迫使肺内气流将气道内的异物冲击出来,从而解除阻塞。

4. 站立位的上腹部冲击法

此方法适用于意识清楚的病人。

【操作方法】

①病人取站立位，弯腰并头部向前倾，施救者站在病人身后，一腿在前，插入病人两腿之间呈弓步，另一腿在后伸直，同时两臂环抱病人的腰腹部。

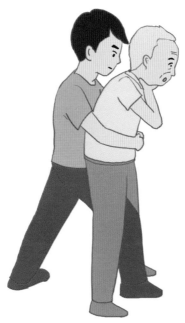

②施救者一手握拳，拳眼置于病人脐上两横指的上腹部，另一只手固定拳头，并突然连续、快速、用力向病人上腹部的后上方冲击，直至气道内的异物排出或病人意识丧失。

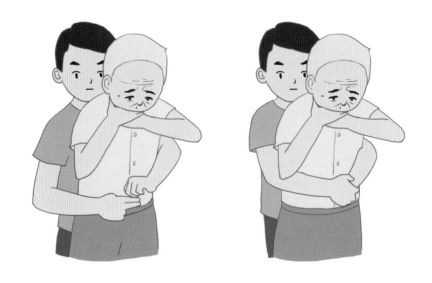

③如果病人在抢救的过程中丧失意识,应立即将其摆成平卧的复苏体位,使用心肺复苏术进行急救。

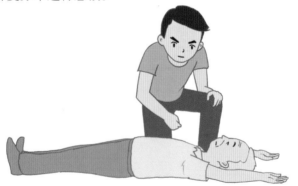

注意事项

1 此法不适宜肥胖者、孕妇以及 1 岁以下的婴儿。

2 冲击的速度维持在 1 秒 1 次,并且要用力,方向向上。

5. 卧位的上腹部冲击法

此方法适用于意识丧失的病人。

【操作方法】

①将病人摆放成平卧位，抢救者骑跨于病人大腿两侧。

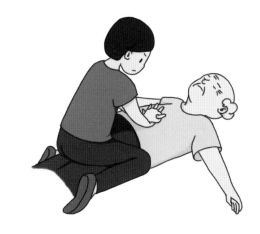

②将一手掌根置于病人肚脐上两横指处，另一只手重叠于第一只手上，并突然连续、快速、用力向病人上腹部的后上方冲击。

③每冲击 5 次后，检查一次病人口腔是否有异物。如果发现异物，立即将其取出。

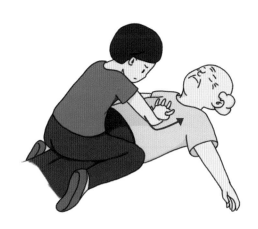

注意事项

此法同样不适合肥胖者、孕妇和 1 岁以下的婴儿。

6. 肥胖者的海姆立克法

对于肥胖者，尤其是腹部肥胖者，如果其肚脐上不容易用力，可改用胸部冲击法。

| 站立位的胸部冲击法 |

此方法适用于意识清楚的肥胖者。

【操作方法】

①病人取站立位，头部向前倾，施救者站在病人身后，一腿在前，插入病人两腿之间呈弓步，另一腿在后伸直，同时两臂环抱病人的胸部。

②施救者一手握拳，拳眼置于病人两乳头连线中点，另一只手固定拳头，并突然连续、快速、用力向病人胸部的后方冲击，直至气道内的异物排出或病人意识丧失。

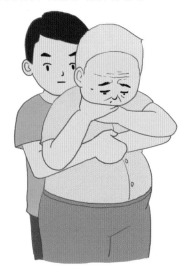

③如果病人在抢救的过程中丧失意识，应立即将其摆成平卧的复苏体位，使用孕妇心肺复苏术进行急救。

| 卧位的胸部冲击法 |

　　此方法适用于意识丧失的肥胖者。

【操作方法】

①将病人摆成平卧位，抢救者跪在病人身体一侧。

②将一手的掌根部放在病人两乳头连线中点的部位，另一只手重叠其上，双手十指交叉相扣，并连续、快速、用力垂直向下冲击。

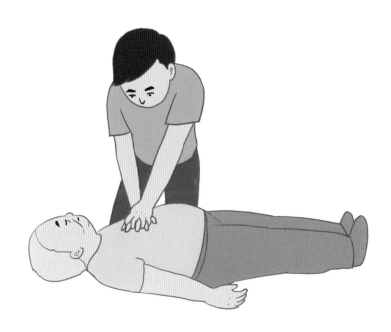

③每冲击 5 次后，检查一次病人口腔是否有异物。如果发现异物，立即将其取出。

7. 老年人自救法

老年人如果发生不完全性气道异物阻塞，并不会立即丧失意识，这时如果身边没有救护者，一定要趁自己意识尚清醒时（2~3 分钟内）迅速进行自救。

【操作方法】

①保持站立姿势，找一个适当高度的硬质椅子，站到椅背处。

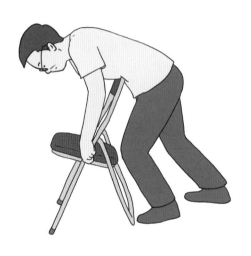

②头部后仰，使气道变直，然后将上腹正中抵在椅背顶端，双手扶住椅子，用身体的重量迅速、用力、连续往下按压、冲击，直到异物排出。

注意事项

如果一时找不到硬质椅子，用桌子边缘、窗台边缘，或者任何凸起的柱状硬物都可以。

8. "弯腰—拍背"，这样做才对

对于气道异物阻塞的急救，使用海姆立克急救法最为安全、有效，但在现实生活中，很多人往往出于第一反应去拍病人的背部，这时要注意，如果拍的方法不正确，不仅起不到作用，反而有可能使情况变得更糟。

| 正确的做法 |

一边鼓励病人咳嗽，一边站到病人一侧，让病人取站立位或者坐位，并使其尽量弯腰，然后抢救者一手勾住病人的腹部以形成稳定支撑，另一只手用力拍击病人的背部。这样，利用重力的作用与震动的作用，气道内的异物就有可能排出。

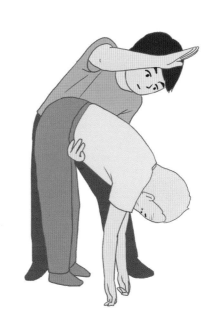

| 错误的做法 |

不弯腰就拍背，这样有可能使异物更加深入气道，加重窒息，给病人造成极大的生命危险。

注意事项

"弯腰—拍背"仅适用于意识清醒的不完全阻塞病人（病人尚能自主咳嗽），如果病人发生的是气道完全阻塞或已经丧失意识，应使用海姆立克急救法进行急救。

三、基本创伤救命术——止血、包扎、固定、搬运

老年人出现意外伤害，一定要紧急、正确处理。据北京急救中心的统计表明，受到意外伤害的伤者，有 49.74% 在急救车到达之前已经死亡。因此，外伤急救的紧急程度不亚于对猝死（心肺复苏术）、窒息（海姆立克急救法）的急救。

1. 进行外伤急救前的必要操作

| 畅通呼吸——如何摆放"稳定侧卧位" |

对于仍有心跳和呼吸，只是意识丧失而陷入昏迷的伤病员，以及频繁呕吐的伤病员，为了保持其气道通畅，并防止呕吐物呛入肺部造成窒息，应该立即将其摆放成"稳定侧卧位"，即"昏迷体位""复原卧位"。

【操作方法】

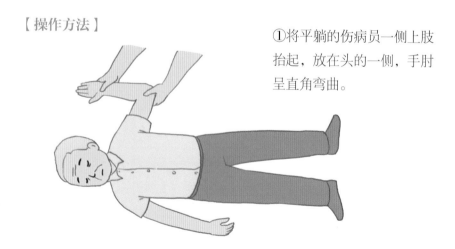

①将平躺的伤病员一侧上肢抬起，放在头的一侧，手肘呈直角弯曲。

②将另一手掌搭放
在对侧肩上。

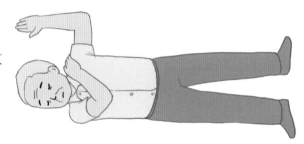

③将搭肩一侧手臂的同侧下肢弯曲，注意防止身体前倾。

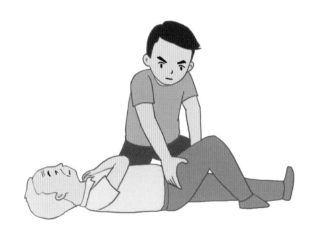

④救助者分别将两手放在伤病员该侧的肩部和膝关节处，固定好。

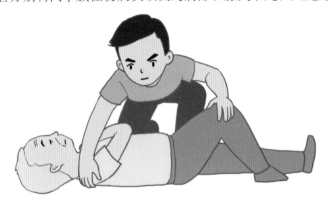

⑤稍用力将伤病员水平翻转成侧卧位，此时伤病员的手掌在脸侧，保持气道通畅。

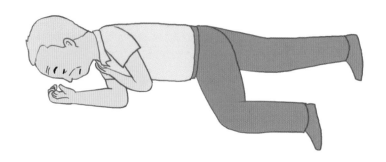

1　使伤病员处于真正侧卧的位置，切勿将其头部垫高，以利于液体自口腔流出。

2　侧卧位应能保持呼吸稳定，避免胸部受压而妨碍呼吸。

3　对于摆放好体位的伤病员，还应注意保暖，防止其受凉。

4　对伴有躁动不安或抽搐的病人，应防止坠床，必要时使用保护带，防止摔伤。

5　持续观察伤病员的心跳和呼吸，一旦发生心脏骤停或呼吸停止，立即进行心肺复苏。

| 循环体征——如何检查脉搏 |

判断心脏跳动应选择大动脉测定脉搏有无搏动。对于老年人，一般触摸其颈动脉，在 5~10 秒内通过颈动脉是否搏动判断病人有无心跳。

【颈动脉位置】

用一只手的食指、中指轻轻置于病人的颈中部（甲状软骨）中线，然后将手指向一侧滑动至甲状软骨和胸锁乳突肌之间的凹陷处，即是颈动脉的位置。

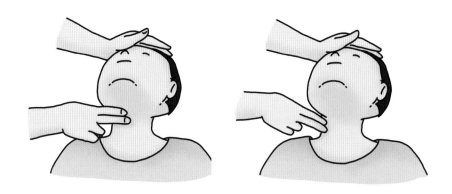

【操作方法】

手指稍用力向颈椎方向按压即可触到颈动脉是否搏动。操作时，在病人的左右两侧颈动脉分别触摸 5 秒，确定有无搏动。

注意事项

1 不可同时触摸双侧颈动脉，以防阻断脑部血液供应。

2 检查时间不要超过 10 秒，对于已经无反应、无呼吸的伤病员，马上进行心肺复苏才是关键。

2. 止血

| 指压止血法 |

该法是动脉出血的紧急止血法，其原理是用手指压住近心端血管上部，并用力压在骨骼上，从而使血管闭塞、血流中断，达到止血的目的。

【操作方法】

①面部出血：救护者一只手固定伤者头部，用另一只手的拇指压在下颌角前上方约 1.5 厘米处（咀嚼肌下缘与下颌骨交接处）的面动脉搏动点，向下颌骨方向垂直压迫，其余四指托住下颌部。

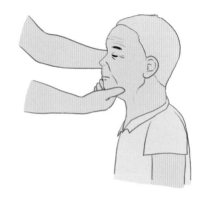

②头顶部出血：救护者用一只手的大拇指垂直压迫伤者耳屏（俗称"小耳朵"）上方 1~2 厘米处的颞浅动脉搏动点。

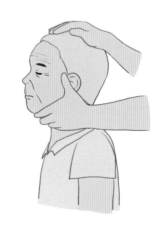

③枕后出血：救护者用一只手大拇指压迫伤者耳后乳突下稍外侧的枕动脉搏动点。

④肩部、腋窝或上肢出血：救护者用一只手的大拇指在伤者锁骨上窝处向下垂直压迫锁骨下动脉搏动点，其余四指固定住伤者肩部。

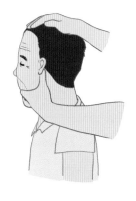

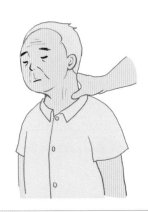

⑤前臂大出血：救护者一只手固定住伤者手腕处，另一只手向伤者肱骨方向垂直压迫腋下肱二头肌内侧肱动脉搏动点。

⑥手部大出血：救护者双手拇指分别垂直压迫伤者腕横纹上方两侧的尺桡动脉搏动点。

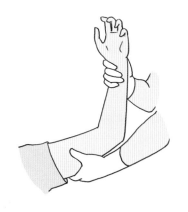

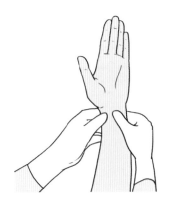

⑦下肢大出血：救护者用双手拇指或掌根重叠放在伤者腹股沟韧带中点稍下方，即大腿根部股动脉搏动处，用力垂直向下压迫。

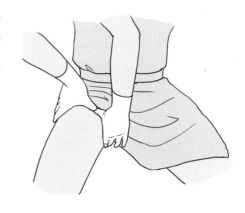

⑧小腿出血：救护者用拇指在伤者腘窝横纹中点动脉搏动点处垂直向下压迫。

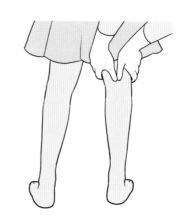

⑨足部出血：救护者用一只手的大拇指垂直压迫伤者足背中间近足踝处（足背动脉），同时另一只手的大拇指垂直压迫伤者足跟内侧与脚踝之间处（胫后动脉）。

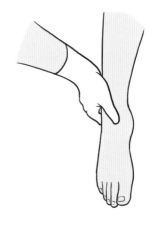

| 填塞止血法 |

填塞止血法是指用无菌或洁净的布类、棉垫、纱布等，紧紧堵塞住伤口的方法，多用于伤口较深或伴有动脉、静脉严重出血者，或用于不能采取指压止血法、止血带止血法的出血部位。

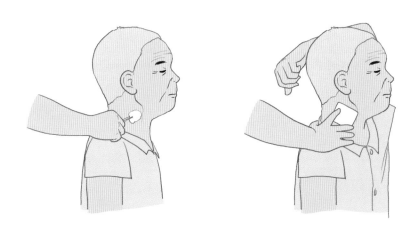

| 加压包扎止血法 |

加压包扎止血法适用于静脉出血、毛细血管出血，动脉出血紧急止血后也可使用该方法，其具体做法是在伤口覆盖无菌敷料后，再用厚纱布、棉垫置于无菌敷料上面，然后再用绷带、三角巾等适当增加压力包扎，直到停止出血。

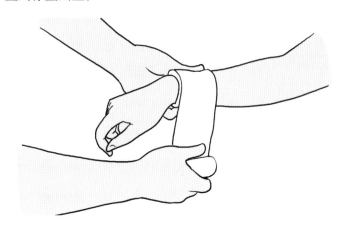

| 止血带止血法 |

　　止血带止血法指将止血带结扎在靠近伤口近心端的完好位置，从而阻止出血的方法，常用的有绞紧止血法、橡皮管止血法等，适用于四肢大动脉出血。

【 绞紧止血法的操作方法 】

①选择三角巾、围巾、领带、布条、衣服、床单、窗帘等，折叠成四横指宽的平整条带装，即可作为止血带使用。

②以上肢为例，将止血带中点放在上臂的上 1/3 处，两端平整地向后环绕一周，在下面交叉，作为衬垫。

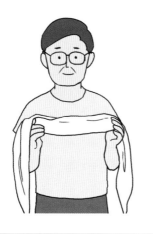

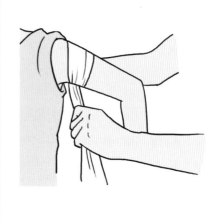

③交叉后向前环绕第二周，在上方打一个活结。

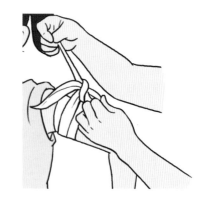

④将一根绞棒（笔、筷子等）插入活结的下面，然后顺着一个方向旋转绞棒。

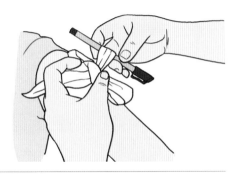

⑤将绞棒插入活结套内，接着将活结拉紧。

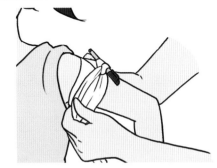

⑥最后将止血带两端环绕到对侧打一个结。

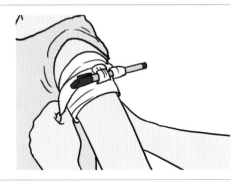

⑦用记号笔在止血带上标明结扎的时间，如9点20分，并立即将伤者送往就近的医院。

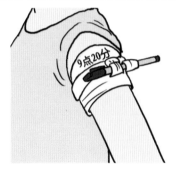

【橡皮管止血法的操作方法】

①在准备结扎止血带的部位用毛巾、衣物等做衬垫，保护皮肤。

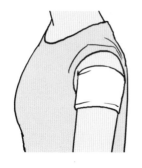

②以左手拇指、食指和中指拿好止血带的一端，右手拉紧止血带围绕肢体缠绕一周，压住止血带的另一端。

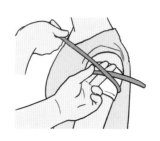

③再缠绕第二周，然后用左手食指、中指夹住止血带的末端。

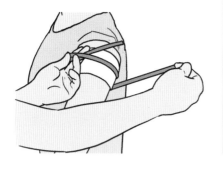

④向下拉出止血带并固定，用记号笔在衬垫上标明结扎的时间，立即将伤者送往就近的医院。

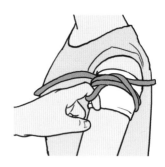

注意事项

1　止血带松紧要适度，以远程动脉搏动消失、停止出血为度。

2　结扎后，需要每隔 40~50 分钟松绑一次，以恢复远程肢体的供血（此时若继续出血，可使用指压动脉止血法）。松解时间为 5~10 分钟（根据出血情况而定），此后在比原结扎位置稍低的位置重新结扎止血带。结扎止血带的总时间不宜超过 2 ~ 3 小时。

3. 包扎

| 绷带包扎法 |

螺旋包扎法

此法主要用于包扎四肢。加压止血后，从放置敷料的下方开始，先环形包扎两圈，然后自下而上、由内向外缠绕，每一圈盖住前一圈的 2/3，直至敷料被完全盖住，最后再环形缠绕两圈即可。

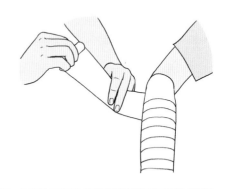

"8" 字形包扎法

此法主要用于包扎手部、足部、踝、肩、髋关节等部位。绷带基本可以顺势走行、包扎。以手部、足部为例，先将绷带做环形的固定，然后一圈向上、一圈向下包扎，每一圈在正面和前一圈相交，并压盖前一圈的 1/2 或 2/3，最后再做环形固定即可。手指、脚趾若无创伤应露在外面，以便观察有无发紫、水肿等末梢血液循环不良的情况。

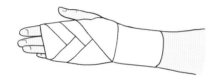 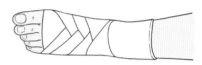

"人"字形包扎法

此法主要用于包扎肘部、膝关节部位。加压止血后，将肘部、膝关节弯曲至90°，绷带放在肘部、膝关节中央，环形缠绕一圈以固定敷料，再由内向外做"人"字缠绕，每一圈遮盖前一圈的2/3，缠完3个"人"字后，环绕一圈固定即可。

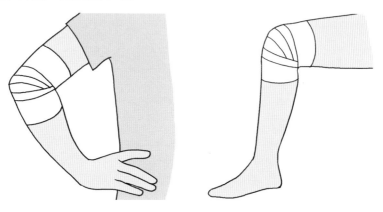

回折包扎法

此法主要用于头部及肢体残端的包扎。以伤口在头顶部为例，先围绕额头环形包扎两圈，然后在额头前端中央按住绷带，将绷带拉向后方，再从后面按住绷带，将绷带拉向前方，如此左右来回反折，直至将敷料完全覆盖，最后再进行两圈环形包扎，以压住所有的返折处。

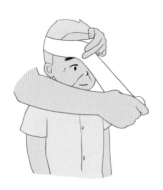
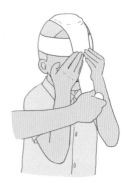

| 用三角巾制作悬臂带 |

【操作方法】

①嘱咐伤者五指并拢，屈曲伤侧手臂，中指放在对侧锁骨上窝。

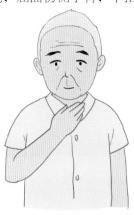

②救助者面向伤者，两手分别持三角巾的顶角与一侧底角，顶角盖住伤侧肘部；底角拉向对侧肩部，盖住手部。

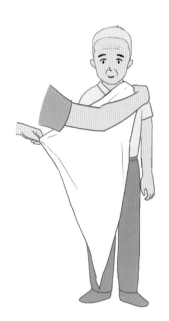

③救助者将伤者前臂下方的三角巾折入前臂后面，再转到伤者肘部，将三角巾的顶角连同底边一起旋转数周，再从后背拉至对侧肩部，与另一底角相遇打结。

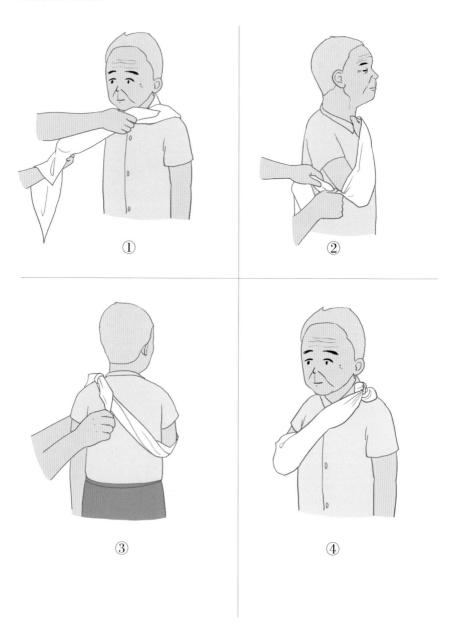

①

②

③

④

| 简易悬臂带 |

【操作方法】

①利用外套扣子：解开伤者外套心口下方的一粒扣子，将伤侧的手穿过解开的衣缝放进衣服里，将手腕搭在衣缝下面的扣子上。

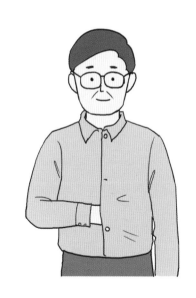

②利用外套衣角：从下往上解开伤者外套，直至将健侧衣角向上折起，能托起伤侧手臂。用大的安全别针将衣角固定在外套的胸前位置，可多用几个别针固定衣服的边角，使托起的手臂更稳固。

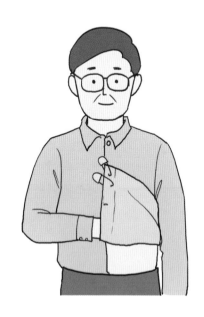

③利用袖子：若伤者身着长袖衬衫，可直接将伤侧手臂斜放在胸前，将袖口用安全别针别在衬衫的胸部或者对侧肩部，保持手臂抬高。

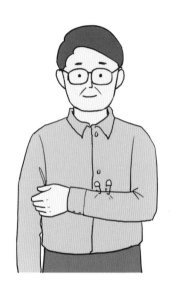

④利用皮带、领带、背带：用皮带、领带、背带当作"悬带"，将"悬带"系成一个合适大小的圈，套在伤者脖子上，然后将伤侧手腕放在里面，高度以使手部的位置略高于肘部为宜。

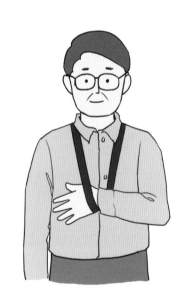

4. 固定

| 固定的注意事项 |

①遵循"先救命、后治伤"的原则，如伤者的心跳、呼吸已停止，应立即进行心肺复苏术；如有大血管破裂出血，应先采取有效的止血措施。

②开放性骨折（有伤口）应先止血、再包扎、最后固定，顺序不可颠倒；闭合性骨折直接固定即可。

③夹板等固定材料不要直接与皮肤接触，应先用棉垫、毛巾、衣物等柔软物垫好，骨突部位与悬空部位更要垫好。

④夹板的长度应包括骨折部位两端的关节，大腿部固定应超过3个关节，必须能够扶托整个伤肢。

⑤下肢或脊柱骨折，应就地固定，尽量不要移动伤者，以防加重损伤。

⑥上肢的肱骨、尺骨、桡骨固定时，均应使肘关节屈曲，角度略小于90°，再用悬臂带将前臂吊于胸前；下肢的股骨、胫骨、腓骨固定时，应使膝关节伸直。

⑦四肢骨折固定时，应先固定近端（离心脏较近的一端），后固定远端。

⑧不要随意移动疑似颈椎、脊柱和骨盆骨折的伤者，这些位置需要用颈托、脊柱板等专用固定器材进行固定。

| 上肢骨折固定 |

上臂骨折固定

【操作方法】

①将两块夹板分别放在上臂内、外两侧，注意在下面垫一层软布。

②用绷带或三角巾固定夹板的近、远两端。

③如图所示用三角巾将前臂悬吊于胸前，使肘关节屈曲，并限制肩关节活动。

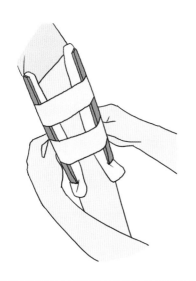

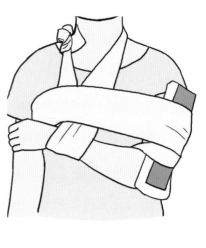

前臂骨折固定

【操作方法】

①将两块长度从肘至手心的夹板分别放在前臂的外侧（手背侧）与内侧（手掌侧），并在手心垫好棉花等软物，让伤者握好夹板，腕关节稍微向掌心方向屈曲。

062

②用两条绷带或三角巾分别固定夹板的两端。

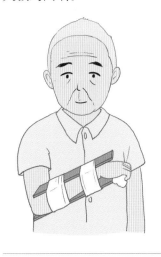

③用悬臂带将前臂悬吊于胸前使肘关节屈曲。

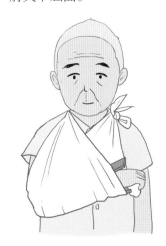

（手指骨折固定）

【操作方法】

①取两片宽度和骨折手指差不多，长度比骨折手指略长的夹板，将其分别放在手指的内外两侧，再用胶布或绷带在手指关节的位置固定住夹板。

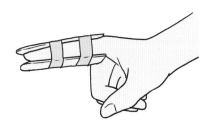

②如果没有合适的夹板，可以将伤指与临近的一根手指并在一起，然后用胶布将两根手指缠在一起，用健指充当夹板。

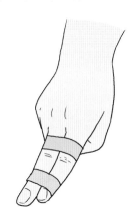

| 腿部骨折固定 |

大腿骨折固定

夹板固定法 ——————————

①将受伤部位包扎后，将长夹板（长度从脚底至腋下）放置于腿外侧，短夹板放置于腿内侧（也可以只用一块长夹板，不用短夹板），在关节和骨突处加上衬垫。

②用7根绷带或三角巾依次固定骨折处两端、膝关节、小腿中段、踝关节、腹部、胸部。

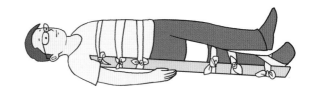

无夹板固定法 ——————————

①在两膝与两踝之间加衬垫，或者将一个卷好的薄毯竖向夹于两腿之间（包含膝和踝的位置）。

②取一条三角巾，折叠成宽条带，用"8"字形固定两侧踝关节与足部。

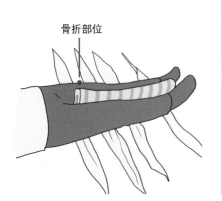

骨折部位

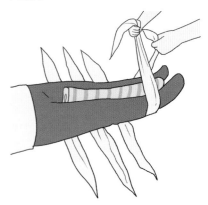

③再用三条叠成条带状的三角巾依
次固定两侧膝关节下方、靠近骨折
部位的近（上）端与远（下）端，
在健侧腿一边打结。

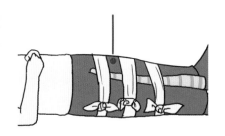

小腿骨折固定

夹板固定法 ——————————————

①将受伤部位包扎后，将夹板放置在伤肢外侧，如果有两块夹板则内外
各放置一块，并在关节和骨突处加上衬垫。

②用 5 根绷带或三角巾依次固定骨折处两端、膝关节、踝关节、大腿。

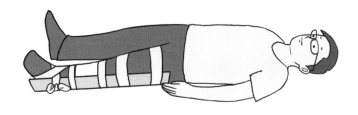

无夹板固定法 ——————————————

①在两膝与两踝之间加衬垫，或者将
一个卷好的薄毯竖向夹于两腿之间。
②取一条三角巾，折叠成宽条带，
用 "8" 字形固定两侧踝关节与足部。
③再用三条叠成条带状的三角巾依
次固定大腿中部、骨折部位的近（上）
端与远（下）端，均在健侧打结。

骨折部位

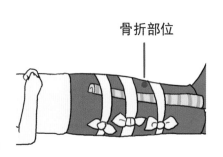

| 肘（膝）关节骨折固定 |

【操作方法】

①以肘关节为例，切勿强行屈伸关节，以免加重损伤，取伤员感觉相对舒适的关节角度，将一块夹板两端分别放在上臂与前臂。

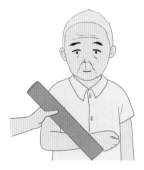

②用绷带或三角巾固定住夹板与上肢相交的两点。

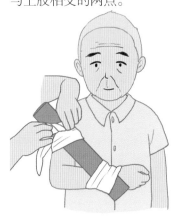

| 肋骨骨折固定 |

【操作方法】

①肋骨骨折多发于第 4 ~ 7 根肋骨，固定时一般需要 3 条三角巾，均折叠成 4 ~ 5 横指宽的条带，分别围绕胸部紧紧包扎。注意要于伤者呼气末时在健侧腋中打结，使三条条带松紧度相同。

②用三角悬臂带悬吊伤侧前臂。

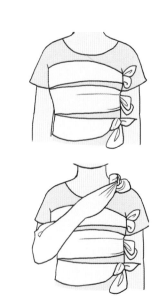

| 下颌骨骨折固定 |

【操作方法】

①将三角巾折叠成一掌宽的条带状，将条带的 1/3 与 2/3 交界处置于颏部，向上兜住两侧下颌。

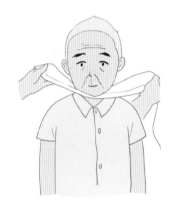

②三角巾的两端盖住双耳，通过头顶正中部位，并在一侧耳朵的上方旋转、交叉。

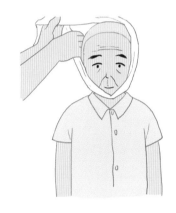

③交叉后的三角巾一端从两眉上通过，另一端从头后部绕过，两底角在对侧耳上方相遇、打结。

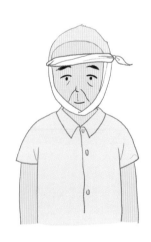

| 骨盆骨折固定 |

【操作方法】

①骨盆骨折可导致休克甚至迅速死亡，还可造成神经损伤。固定时应尽可能小幅度移动伤者，使其仰卧，双腿并拢弯曲，抬起膝部。

②用一个展开的三角巾固定住臀部，在腹部打结。

③再在两膝关节之间加衬垫，接着用一条折叠成条带状的三角巾将两侧膝关节固定在一起。

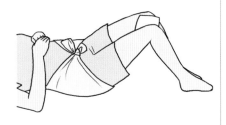
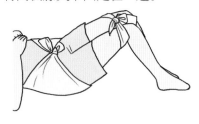

| 锁骨骨折固定 |

【操作方法】

在伤者的腋下放好衬垫，再将三角巾折叠成四指宽的条带，以横"8"字形缠绕两肩。缠绕的力度以能使伤者两肩向后、胸部前挺为宜，最后在背部交叉打结。

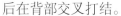

5. 搬运

| 搬运的注意事项 |

①搬运伤者之前要迅速的进行检查，重点检查伤者的头部、颈椎、脊柱、胸部有无外伤。

②搬运体重过重者和昏迷者时，要防止搬运途中发生坠落、摔伤等意外。

③搬运时一定要保持伤者呼吸道的畅通，避免使伤者的颈部过度弯曲，尤其是意识不清的伤者。

④在搬运过程中要随时观察伤者的病情变化，一旦出现窒息、呼吸停止等，应立即停止搬运，并进行急救处理。

| 单人搬运 |

（扶行法）

抢救者站在伤者身体一侧，将其靠近自己一侧的上肢绕过自己的颈部，用手握住伤者的手；另一只手绕到伤者背后，扶住其腰部或腋下，搀扶其行走。此法仅适用于伤势不重、下肢无骨折、意识清醒能步行的伤者。

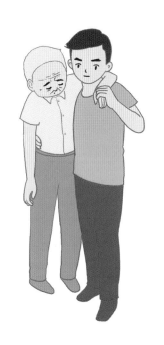

（背负法）

抢救者背向伤员蹲下，让伤员趴在自己背上，然后双手固定住伤者的大腿或握住伤者的手，缓缓起立。此法适用于清醒且可站立，但不能行走，体重较轻的伤者。

（肩扛法）

抢救者面对站立的伤者，一手固定伤者的同侧手，另一侧上肢插入伤者两腿之间，然后把伤者扛起来，使其伏在肩上。此法适用于可以勉强站立，但不能行走，体重较轻的伤者。

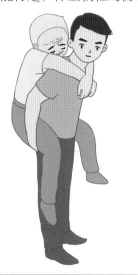

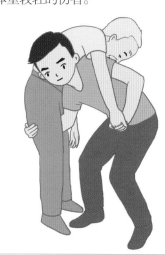

（抱持法）

抢救者将一侧手臂放在伤者背后，用手扶住伤者腋下，使伤者的一只手臂搭在自己肩上；另一侧手臂放在伤者大腿下面，然后将伤员抱起。此法严禁用于脊柱、下肢骨折者。

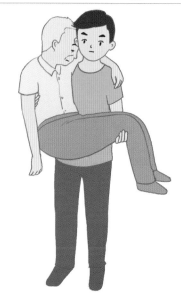

拖行法

抢救者双手分别放在伤者双侧腋下或两踝，将伤者拖走；也可将伤者的衣服纽扣解开，把衣服拉至头上，然后拉住衣领将伤者拖走，以保护伤者的头部。还可以将伤者放置于被褥、毯子上，抢救者拉着被褥、毯子的两角将伤者拖走。此法适用于体重较大的伤者，或力气较小的急救者。

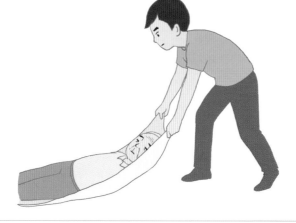

爬行法

将伤者摆成仰卧位，再用绷带或布条将其双手固定在一起。抢救者骑跨在伤者身体两侧，将伤者固定好的两手套在抢救者颈部，然后抢救者双手支撑地面爬行。此法适用于需要低姿安全脱离现场的伤病员，如急性一氧化碳中毒的病人。

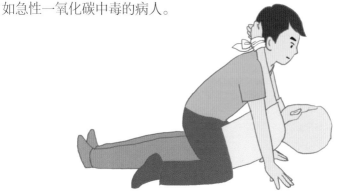

| 双人搬运 |

双人扶行法

两名抢救者分别站在伤者两侧，将伤者的两臂绕过两名抢救者的颈部，用手握住伤者的两手；另一只手绕到伤者背后，扶住其对侧的腰部或腋下，搀扶其行走。

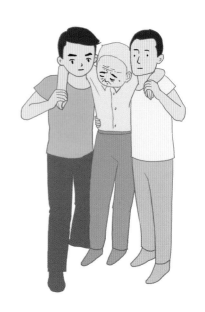

双手坐

两名抢救者面对面站在伤者两侧，分别将一侧的手伸到伤者背后，并抓紧伤者的腰带，让伤者的两臂绕过两名抢救者的颈部；两名抢救者再将各自的另一手伸到伤者的大腿下面，并握住对方的手腕。两名抢救者同时站起，先迈外侧腿，保持步调一致。此法适用于意识清楚的体弱者。

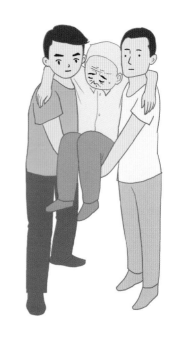

四手坐

两名抢救者各自用右手握住自己的左手腕，再用左手握住对方的右手腕。让伤者坐在抢救者相互紧握的手上，同时两臂分别绕过两名抢救者的颈部或扶住肩部。两名抢救者同时起立，先迈外侧腿，保持步调一致。此法适用于意识清楚的体弱者。

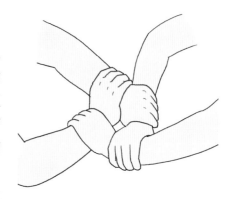

前后扶持法

两名抢救者一人在伤者背后，两臂从伤者腋下通过，环抱胸部；另一人背对伤者，站在伤者两腿之间，抬起伤者的两腿。两名抢救者一前一后步调一致地行走。此法适用于意识不清者，严禁用于脊柱、下肢骨折者。

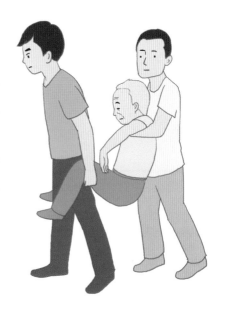

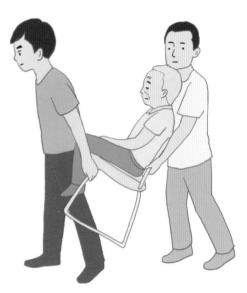

双人抬椅

让伤者坐在一个轻而结实的椅子上，两名抢救者一前一后站立在伤者前后，分别抬起椅背下方和椅前腿上方，一前一后步调一致地行走。此法适用于昏迷、无法配合的伤者。

| 多人搬运 |

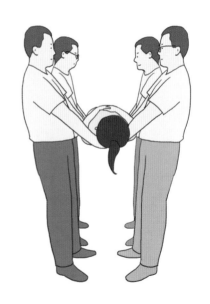

四人水平抬

四名抢救者每侧两人，面对面站立，相对的人将手在伤者身下互握并扣紧，其中一对人托住伤者的颈部和胸背部，另一对人托住伤者的腰臀部和膝部，四人一起将伤者抬起。

平抬上担架

此法适用于将疑似脊椎（除颈椎外）损伤的患者搬抬到担架上。一人托住伤者的头部，一人托住胸背部，一人托住腰臀部，一人托住并拢的下肢，四人一起合力将伤者抬起，并放置在担架上。

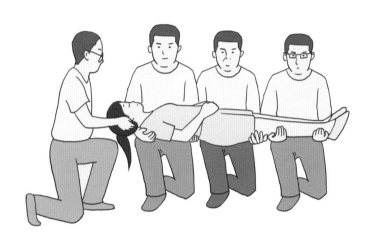

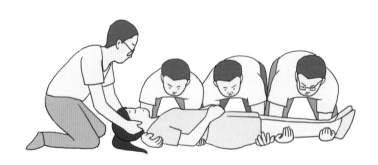

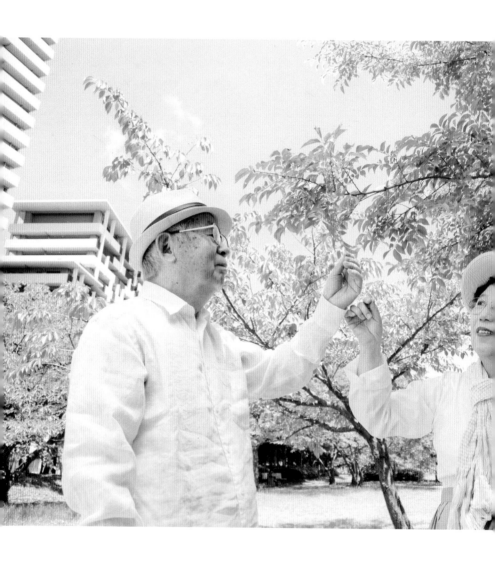

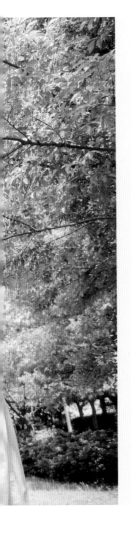

第三章

危重症的急救

危重症通常表示患者所得疾病为某种紧急、濒危的病症，应当尽早进行救治，否则可能对患者身体产生重度伤害或导致死亡。本章将介绍十三种老年人常见的危重症，并通过图文介绍了它们的急救方法。

心绞痛

老年人是冠心病的高发人群，而心绞痛是冠心病的常见急症之一。所以，患有冠心病的老人一定要做好心绞痛发作的准备，家人更要掌握心绞痛发作时的急救方法。

病情判断

< 1 > 典型心绞痛可有胸前阵发性、压榨性疼痛，可伴有其他症状，疼痛主要位于胸骨后部。

< 2 > 胸骨后闷胀感，伴随明显的焦虑，持续3~5分钟，常散发到左侧臂部、肩部、下颌、咽喉部、背部，也可放射到右臂。

< 3 > 情绪激动、受寒、饱餐等增加心肌耗氧情况可导致心绞痛发作，称为"劳力性心绞痛"。

< 4 > 有些老年人的心绞痛症状不典型，表现为气紧、晕厥、虚弱、嗳气等。

急救方法

1 安静休息，去除诱因，同时避免不必要的搬运。如因呼吸困难不能平卧，应取半卧位或坐位；如发生血压下降或休克，应取平卧位。

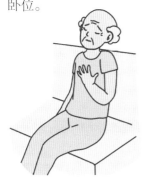

2 解开病人的衣领与腰带，缓解病人的疼痛，并注意保暖。

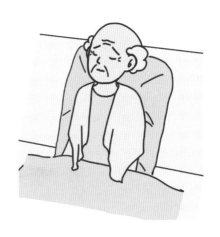

3 即刻用硝酸甘油片（0.5毫克）舌下含服，也可用消心痛（硝酸异山梨酯片，10毫克）舌下含服，一般1~3分钟起效。

4 如有条件可给病人吸氧，并及时将病人送往医院或拨打"120"急救电话。

注意事项

1 血压下降、心率过快或过慢、右室心肌梗死以及24~48小时内服用过"伟哥"的病人禁止舌下含服硝酸甘油。

2 大多数心绞痛一次发作时间不超过10分钟。如病人经处理后症状无缓解甚至加重，应怀疑为"急性心肌梗死"，此时不能自己去医院，要立即拨打"120"急救电话。

急性心肌梗死

急性心肌梗死是由于冠状动脉粥样硬化、血栓形成或冠状动脉持续痉挛，使冠状动脉或分支闭塞，导致心肌因持久缺血、缺氧而发生坏死。

病情判断

< 1 > 患者发病时心前区闷胀不适，有钝痛感，钝痛有时向手臂或颈部放射，伴有恶心、呕吐、气促及出冷汗等症状。老年人更多地表现为呼吸困难。

< 2 > 急性心肌梗死的临床表现差异极大，有的发病十分凶险，迅即死亡；有的表现轻微或不典型，甚至没有胸痛的表现，易延误就医时间；有的则演变为陈旧性心肌梗死。

< 3 > 冠心病患者如果出现了不明原因的晕厥、呼吸困难、休克等，都应首先想到可能是急性心肌梗死发生了。

1 迅速呼救，并拨打"120"急救电话。

2 如果患者意识清醒，可令其深呼吸，然后用力咳嗽，可起到与胸外心脏按摩相同的效果。

3 绝对卧床，保持镇静，不要搬动病人强行去医院，同时解开病人的衣领、腰带。若病人发生休克，立即撤下枕头，清理口腔中的呕吐物、分泌物，然后将下颌抬起，使头部后仰。

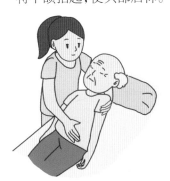

4 可酌情选用阿司匹林100~300毫克嚼服，以限制心肌梗死的范围。

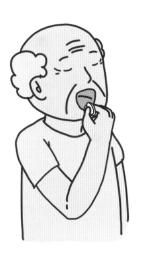

注意事项

1 对阿司匹林过敏，或有主动脉夹层、消化道出血、脑出血等病史者，不能服用阿司匹林。

2 在等待医护人员赶来期间，密切观察病人的情况，如出现面色苍白、手足湿冷、心跳加快等情况，多表示已发生休克，此时应保证病人气道畅通。如病人心脏骤停，不可晃动呼叫病人，而应采用徒手心肺复苏术急救。

脑中风（脑卒中）

脑中风又称"脑卒中"，是指脑部某个区域内病损的血管突然堵塞、梗死或破裂，造成脑血液循环出现障碍，脑部神经细胞缺乏足够的氧气供给，细胞死亡无法再生而引起的脑功能障碍。

病情判断

< 1 > 脑中风的临床表现症状是猝然昏倒、不省人事或突然发生口眼㖞斜、半身不遂、语言不清和智力障碍。

< 2 > 脑中风发作前往往有以下前兆：突然出现剧烈头痛、头晕、恶心、呕吐，或头痛、头晕突然比往日加重，或由间断性变成持续性；突然感到一侧肢体、面部、舌头、嘴唇麻木；反应迟钝、性格改变、理解力下降；突然一侧或双侧视力下降，耳鸣或听力下降；突然发生短暂的意识丧失；血压突然急剧增高。

1 对于意识清楚的病人，现场可检查以下三项：

笑一笑：让病人笑一笑，看病人有无口角㖞斜、不对称，判断有无面瘫。

抬一抬：让病人平举双臂，看有无一侧肢体不能抬起或肢体无力，判断有无偏瘫。

说一说：让病人回答问题或重复简单的句子，看有无言语不清，判断有无失语。

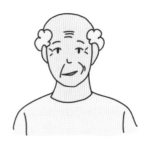

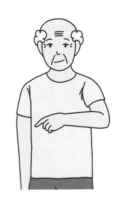

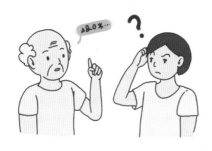

2 绝对卧床，勿枕高枕，保持安静，避免不必要的搬动，尤其要避免头部震动。

3 保持气道通畅，松开领口，千万不要喂水、喂药；对于昏迷的病人，应采取稳定侧卧位。

4 拨打"120"急救电话，迅速将病人送入医院，经 CT 检查确诊后，再由医生决定治疗方案。

支气管哮喘

支气管哮喘发作时，气道会收窄，呼吸变得困难，严重时病人可因窒息而死亡。哮喘通常发生在气候变化大的时候，或在病人上呼吸道感染发作时。

病情判断

< 1 > 初期可出现喉痒、干咳等前兆，随后多突然发生呼吸困难，尤其是呼气费力。

< 2 > 病人被迫端坐位，喘息、气急，可听到明显的哮鸣音，伴有心率增快、烦躁不安、口唇青紫、有窒息感。

< 3 > 严重时呼吸抑制、哮鸣音减弱或消失、血压下降、意识丧失，甚至迅即死亡。

< 4 > 哮喘常发作于患者接触烟雾、香水、油漆、灰尘、宠物、花粉等刺激性气体或变应原之后，夜间和清晨是高发时间段。

1 立即去除过敏原及诱因，扶老人端坐，安慰老人，消除其紧张、焦虑、恐惧情绪。

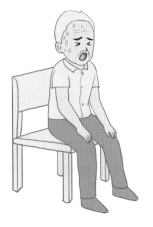

2 让老人保持端坐，身体可微微向前，并立即给老人吸氧。

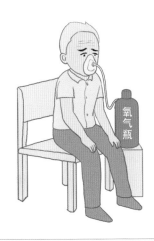

3 喷入沙丁胺醇气雾剂（商品名叫"舒喘灵"或"喘乐宁"）1~2下，必要时每4小时重复一次。

4 及时拨打"120"急救电话，如老人昏迷，需保持气道通畅，一旦发生呼吸、心跳骤停，立即做心肺复苏。

注意事项

① 心功能不全、高血压、糖尿病、甲亢病病人及孕妇慎用沙丁胺醇气雾剂。

② 病况较轻者可于10分钟内恢复正常呼吸，但需要及时向其主治医师报告。

癫痫大发作

癫痫大发作是指脑细胞反复异常放电，导致暂时性中枢神经系统功能紊乱，而出现意识丧失、全身抽搐的症状。癫痫大发作时的突然意识丧失可能造成意外伤害。

病情判断

< 1 >　癫痫大发作的病人可分为原发性癫痫和继发性癫痫。前者有癫痫发作史或家族史；后者可有颅内感染、颅内寄生虫、颅内肿瘤、脑血管病、脑外伤等病史。突然停用或减量使用抗癫痫药物也可能诱发癫痫大发作。

< 2 >　病人突然意识丧失，跌倒在地，全身强制性抽搐，头往后仰，上肢屈曲或伸直，握拳、拇指内收，下肢伸直，足内翻，面部青紫，口吐白沫，眼球固定，瞳孔散大，心率增加，血压升高；可出现尿失禁及舌咬伤；发作持续不断，间歇期也不能清醒过来。

< 3 >　少数病人在癫痫大发作之后可能出现精神失常。

1 抢救者不要惊慌失措，应尽量抱住病人，慢慢放倒在地，将其头侧向一边，解开颈部的衣扣。

2 不要按住病人，病人抽搐的力量很大，强行按住有可能导致病人肌肉拉伤甚至骨折。

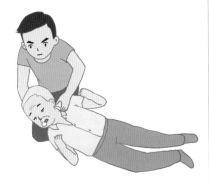

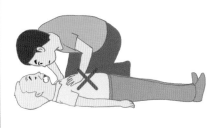

3 不要试图掰开病人的嘴，不要往牙齿之间塞入任何东西，因为窒息比舌咬伤后果更严重，而且舌咬伤的情况并不多见。

4 病人抽搐过后，将其摆放成"稳定侧卧位"，确保气道通畅。

注意事项

1 在癫痫发作的强直期，可用一只手稍微用力托着病人的颈部，防止病人颈部过伸引起损伤。

2 若病人抽搐不止，要立即拨打"120"急救电话。

3 少数病人可能出现一些无意识的破坏、攻击行为，如自伤、伤人、毁物等，此时应对病人严格限制，确保安全。

休克

休克是指由于多种原因造成的人体组织未能够获得足够的血液供应，细胞无法获得支援生命的必需养分而导致循环衰竭的状态。

病情判断

< 1 >　低血容量性休克：引起低血容量性休克的原因有大出血、严重腹泻、呕吐、肠梗塞、烧伤等。

< 2 >　感染性休克：如各种病原体感染、中毒、血管床扩大等。

< 3 >　心源性休克：常见的有心肌梗死、心肌炎、心力衰竭等心肌收缩无力，或排血受阻、舒张不足等。

< 4 >　患者会有以下临床症状：面色苍白、四肢发凉、全身软弱无力、伴有大汗、烦躁不安、意识模糊、血压降低、脉搏细弱、心跳加快、呼吸急促、尿少或无尿。

1 将患者平卧，可以将双下肢略抬高，以利于静脉血回流，保证相对较多的脑供血。如有呼吸困难可将头部和躯干抬高一点，以利于呼吸。

2 确保气道畅通，防止发生窒息。可把患者颈部垫高、下颌托起，使头部后仰，同时解开衣扣，将头偏向一侧，以防止呕吐物吸入气道。

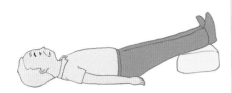

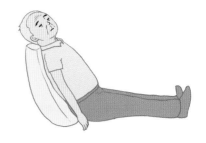

3 休克病人体温降低，怕冷，应注意为病人保暖，盖好被子。但感染性休克常伴有高热，应给予降温，可在颈、腹股沟等处放置冰袋，或用酒精擦浴。

4 保持周围环境畅通和安静，如有条件可给病人吸氧，并及时拨打"120"急救电话。如为出血性休克，应立即采取有效的止血措施。

注意事项

① 密切关注病人的呼吸、脉搏、血压、尿量等情况，如呼吸停止应立即使用心肺复苏术进行抢救。

② 如病人感到口渴，可用水湿润嘴唇及口腔，不要经口进食，以防止误入呼吸道而引起窒息。

昏迷

昏迷是由于各种原因导致的脑功能受到严重、广泛的抑制，意识丧失，对外界刺激不发生反应，不能被唤醒，是最严重的、持续性的意识障碍，也是脑功能衰竭的主要表现之一。

病情判断

< 1 >　脑部疾患引起的昏迷：如急性脑血管疾病（脑出血、脑梗死）、颅脑损伤、颅内肿瘤、脑炎、中毒性脑病等。

< 2 >　全身性疾患引起的昏迷：如急性酒精中毒、急性一氧化碳中毒、糖尿病昏迷、尿毒症昏迷、肝昏迷（肝性脑病）等。

< 3 >　昏迷的判断较容易，如果遇到突然晕倒的病人，呼之不应、推之不醒，意识丧失，但心跳、呼吸依然存在，就可能判断为昏迷。但昏迷的原因往往很难立即判断。

1　保持安静，绝对卧床。切勿让患者枕高枕，同时避免不必要的搬动，尤其要避免头部震动。

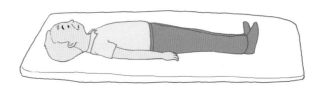

2　将患者摆成"稳定侧卧位"，确保气道通畅。如患者口腔中有呕吐物、分泌物，需及时清理。如患者有活动假牙，应立即取出。

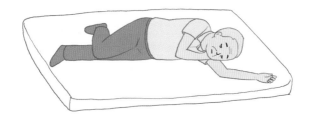

3　注意保暖，为患者盖好被子，防止受凉。

4　及时拨打"120"急救电话。

1　密切观察患者的心跳和呼吸，一旦发生心脏骤停或呼吸停止，立即进行心肺复苏。

2　严禁给昏迷患者喂水、喂药。

低血糖

低血糖可由多种原因引起，当静脉血血糖浓度低于一个特定的水平，会出现交感神经兴奋和脑细胞缺氧，最后出现一系列低血糖症状。

病情判断

< 1 >　低血糖早期症状为面色苍白、出冷汗、头晕、心慌、恶心、四肢发冷、颤抖，严重者可出现精神不集中、躁动、易怒，晚期症状可出现昏迷。

< 2 >　空腹低血糖相关的器质性疾病：体内降低血糖的物质（如胰岛素）过多，常见于胰岛素瘤、胰高血糖素缺乏等症。

< 3 >　餐后(反应性)低血糖相关的功能性疾病：糖类代谢酶的先天性缺乏，如遗传性果糖不耐受症等；特发性反应性低血糖症；滋养性低血糖症；功能性低血糖症。

1 协助患病老人坐下或者躺下休息。

2 若病人可以吞咽，可进食含糖饮品或糖，以提高血糖，使症状完全缓解。

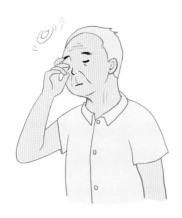

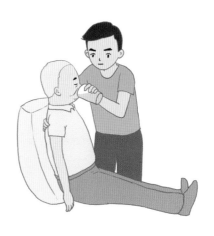

3 情况缓解后，可让病人多进食些甜品，少食多餐，必要时午夜也可以加饮含糖饮料一次。

4 如病情恶化或不省人事，应将病人摆成"稳定侧卧位"，并尽快拨打"120"急救电话。

注意事项

1 家中有低血糖老年人，最好在家里常备葡萄糖片、方糖、甜饼干、甜牛奶等。

2 服用 α－葡萄糖苷酶抑制剂类药物的患者在发生低血糖时，不能食用蔗糖来急救，可以食用葡萄糖。

胃穿孔

胃穿孔是非常严重的胃肠疾病,是溃疡病患者最严重的并发症之一,常见的原因是在胃溃疡的基础上暴饮暴食所致。

病情判断

< 1 > 患者突然发生剧烈腹痛,疼痛最初开始于上腹部或穿孔的部位,常呈刀割或烧灼样痛,一般为持续性,疼痛很快扩散至全腹部。

< 2 > 病情发展至细菌性腹膜炎或肠麻痹,病人可出现中毒性休克。

< 3 > 有部分病人有恶心、呕吐症状,但并不剧烈,但有肠麻痹时呕吐加重,同时有腹胀、便秘等症状。

1 立刻拨打"120"，在救护车到达之前，千万不要让病人捂着肚子乱打滚，应采用左侧卧位躺在床上。

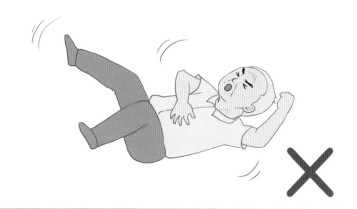

2 因为穿孔部位大多发生在胃部右侧的幽门或十二指肠入口处，朝左侧卧能有效防止胃酸和食物进一步流向腹腔，以防病情加重。

3 若现场有简单医疗设备，可给病人安插胃管：将胃管插入鼻孔，至喉咙处，一边哈气一边用力吞咽，把胃管咽入胃中。

4 接着用针筒抽出胃里的食物，这样能减轻腹腔的感染程度。

注意事项

1 有胃肠疾患的病人要做到每餐食量适度，每日三餐定时，到了进餐时间，不管肚子饿不饿，都应主动进食，避免过饥或过饱。

2 进食时要对食物充分咀嚼，随着咀嚼次数增多，分泌的唾液也愈多，对胃黏膜有保护作用。

急性胰腺炎

急性胰腺炎是指各种致病因素使胰腺分泌多种消化酶并产生自身消化所引起的急性化学性炎症。

病情判断

| < 1 > | 疼痛呈突然发作，常位于上腹中部或略偏左侧，并可向左侧背部放射，疼痛剧烈且呈持续性。 |

| < 2 > | 常表现为恶心、呕吐，呕吐后腹痛不能缓解而持续存在，呕吐物为胃和十二指肠内容物。 |

| < 3 > | 发热一般不超过39℃，是由于胰腺组织的损害且伴继发感染所致，如腹膜炎、胆囊炎。 |

| < 4 > | 再出血坏死型胰腺炎的发病初期可突然出现休克。 |

1 立即拨打"120"急救电话。

2 急性胰腺炎通常起病急，疼痛剧烈，难以忍受，家人应守护在病人身边，使患者感到安全。

3 急性胰腺炎发作时要禁食，很多患者此时会出现精神不振的情况，家人要耐心细致地做好思想工作，说明禁食对疾病的重要性，同时要做好口腔的护理。

4 大多数急性胰腺炎患者都需要住院治疗，在急救车到来之前要为病人做好住院准备。

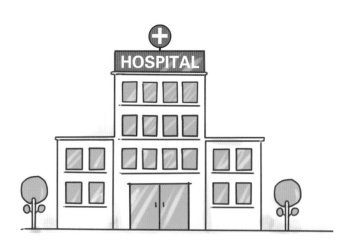

注意事项

急性胰腺炎容易反复发作，要积极去除病因和避免诱因的发生，如戒酒、杜绝暴饮暴食、积极治疗高脂血症等，远离急性胰腺炎带来的困扰和病痛。

咯血

咯血是指喉部以下的呼吸器官出血，并经咳嗽从口腔排出的过程。咯血不仅可由呼吸系统疾病引起，也可由循环系统疾病、外伤以及其他系统疾病或全身性因素引起。

病情判断

< 1 >　引起咯血的疾病很多，主要是呼吸系统疾病，如肺结核、支气管扩张、肺癌、肺脓肿、支气管炎、肺炎等。

< 2 >　心血管疾病，如风湿性心脏病、肺动脉高压，以及全身性疾病，如血小板减少性紫癜、白血病、再生障碍性贫血等也可引起咯血。

< 3 >　咯血常伴有咳嗽、咳痰。咳出的血为鲜红色，常混有泡沫及痰，量一般不多。

< 4 >　每次的出血量超过 300 毫升，或 24 小时出血量大于 500~600 毫升的咯血称为大咯血，出现并发症后还会有休克、呼吸衰竭等症状。

急救方法

1 让患者平卧或侧卧（患侧朝下）休息，消除其紧张和焦虑，鼓励其咳出血液。

2 给予患者易消化的流食或半流食，保持大便通畅，以免排便用力时再次引发咯血。

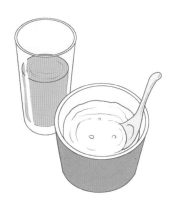

3 适当给予镇静药物，如口服地西泮 2.5~5.0 毫克，每日 3 次。大咯血时一般不用镇咳药物。

4 用止血药物，如云南白药 0.3~0.6 克，每日 3 次，或口服安络血片剂 2.5 毫克，每日 3 次。无法止血者应迅速送医。

注意事项

1 患者应卧床休息，如采用平卧姿势，宜用低枕，可适当垫高脚部。用冷毛巾、冰袋进行局部冷敷。

2 密切观察患者的面色和脉搏，若患者虽已停止咯血，但脉搏每分钟超过 120 次，还应考虑有内部出血。

自发性气胸

在没有创伤或人为的因素下，因肺部疾病使肺组织和脏层胸膜自发破裂，空气进入胸膜腔所致的气胸，称为自发性气胸。

病情判断

< 1 > 病情的轻重与气胸发生缓急、肺萎缩程度、肺部基础疾病有关。主要表现为发病前有持重物、屏气、剧烈运动等诱因。

< 2 > 起病急，常为患侧突然、尖锐、持续性刺痛或刀割样胸痛，吸气时加剧，多发生在前胸、腋下等部位。

< 3 > 呼吸困难为气胸的典型症状，且症状越来越严重，同时伴有口唇发紫，此时应首先想到的是自发性气胸。

< 4 > 老年人多见于慢性支气管炎、肺结核、肺气肿患者，常因大笑、屏气、用力过度、剧烈咳嗽而发生。

1 突发自发性气胸时，立即让患者取半坐卧位，不要过多移动，少讲话，减少肺部活动，以利于破裂口的愈合和气体吸收。

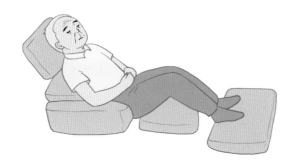

2 家里有氧气装置的应给患者吸氧。

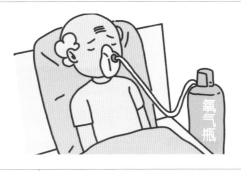

3 有支气管痉挛者要使用支气管扩张剂。

4 家属和周围人员保持镇静，立即拨打"120"，并说明疾病症状，有利于进一步对症处理。

注意事项

1 气胸易反复发作，应积极治疗原发病。

2 日常生活中应避免剧烈咳嗽、喷嚏、屏气或高喊、大笑、举手欢呼、抬举重物等用力过度的行为。

中暑

老年人的体温调节功能低下，而皮肤温度受环境气温影响大，再加上皮肤排汗的能力不强，大量的体热得不到外泄，因此，容易发生中暑。

病情判断

< 1 >　老年人在高温天气中，开始感到全身疲乏、四肢无力、胸闷、心悸、头昏、注意力不集中、口渴、大汗，体温可正常或略有升高，这种情况可判断为"先兆中暑"。

< 2 >　若症状继续发展，会出现颜面潮红、胸闷加重、皮肤灼热，并且大量出汗、恶心呕吐、血压下降、脉搏加快等，此时可判断为"轻症中暑"。

< 3 >　如果除了上述症状外，还伴有昏厥、昏迷或高热者，叫做"重症中暑"。此时，若不及时处理，可危及生命。

1 迅速将病人转移至阴凉通风处平躺休息，如走廊、树荫下或有空调的房间。

2 脱去衣物，可用头部冷敷、冷水浸泡、冷水擦身等方法降温。

3 给患者饮用含盐的清凉饮料、含电解质的运动型饮料或果汁。昏迷者禁止喂任何液体。

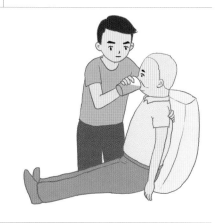

4 高热者，应在头部、腋下、腹股沟放置冰袋，每10分钟测量一次肛温，至38℃为宜。

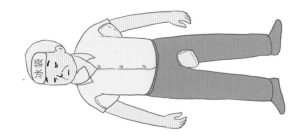

注意事项

1 如患者在冷水浸泡时出现发抖现象，应减缓冷却过程，因为发抖会增加核心体温，对恢复不利。此外，将体温降至38℃即可，不宜更低。

2 如果患者出现肌肉痉挛（抽筋），不可强行按压，可以进行按摩、冰敷或肢体屈伸。

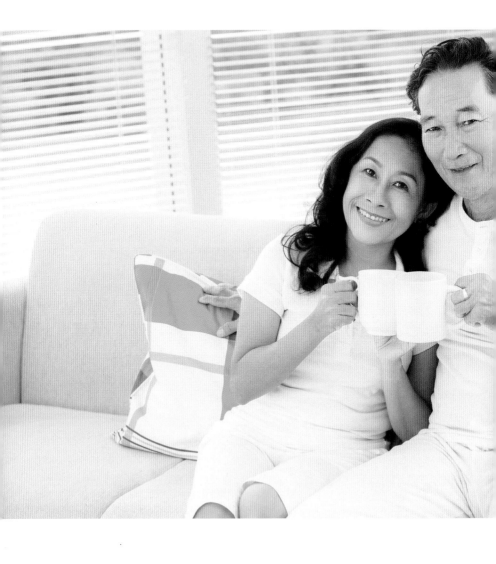

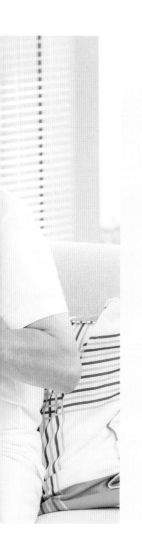

第四章

常见伤病的急救

老年人的常见伤病包括高血压、低血压、糖尿病等慢性疾病以及日常生活中容易出现的疾病症状如牙痛、晕动症等。这些疾病如果不能得到有效处理，容易导致身体不适或诱导其他疾病的发生。本章将介绍十六种常见伤病的急救方法。

高血压

很多高血压病人的植物神经系统处于不稳定状态，因此大多患者具有脾气急、肝火旺、心跳快等特点，尤其是初发高血压的中壮年人，情绪稍一激动，血压就会骤升。

病情判断

< 1 >　病人突然感到头痛、头晕、视物不清或失明、恶心、呕吐、心慌、气短、面色苍白或潮红、两手抖动、烦躁不安。

< 2 >　严重者可出现暂时性瘫痪、失语、心绞痛、尿混浊；更严重者则可出现抽搐、昏迷。

< 3 >　由于体质和自我感觉存在差异，有的人毫无感觉或仅有轻度心慌、头晕、头痛；有的人则感觉天旋地转、恶心、呕吐、耳鸣、四肢冰冷。

1 立即服用一种短效降压药，如心痛定、开博通等，以防意外发生。

2 保持镇定，不要刺激病人情绪，让其卧床，抬高头部，尽量避光，安静休息。

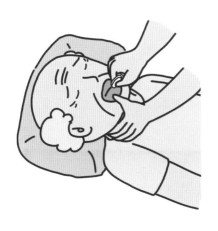

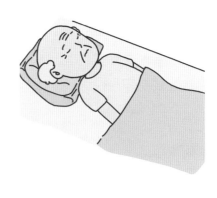

3 病人若神志清醒，可立即服用双氢克尿噻、安定各2片，或者服用复方降压片2片，少饮水。

4 尽快将病人送到医院进行治疗。

注意事项

1 如果病人呼吸道分泌物较多，需要及时清理，保持呼吸道畅通。

2 服药后注意为病人保暖，如果有条件可以吸入氧气。

低血压

低血压是指体循环动脉压力低于正常的状态。一般认为成年人上肢动脉血压低于 12/8 千帕（90/60 毫米汞柱）即为低血压。

病情判断

< 1 >　血压低的患者常会觉得头昏、四肢无力，整天都觉得很疲倦，记忆力减退，眼冒金星，头痛，胸闷，心悸，老年人甚至会因此而发生缺血性脑卒中或心肌梗死。

< 2 >　有些患者蹲下去再站起来时，出现眼前发黑、脸色苍白、冒冷汗，甚至昏倒的症状，这叫作直立性低血压，主要是因为突然站立导致血压迅速下降。

< 3 >　如果是因为某些药物造成的低血压，应该停药，或是与开药的医师讨论如何避免低血压的再度发生。

1 低血压与供血有关，所以体位的调整很重要，尤其是发生体位性低血压时应立即使病人平卧，并按摩四肢肌肉。注意观察脉搏变化，通常数分钟后血压即可恢复。

2 一旦发生晕厥，应立即将病人置于平卧位，松解衣服，或取头低脚高位，避免改变体位和搬动，一般平卧位休息血压即可回升。

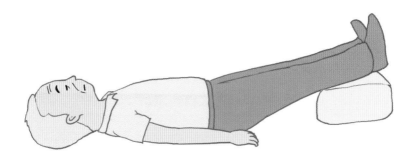

3 若病情不能好转应及时寻求医疗救护，如拨打"120"急救电话。

注意事项

1 老年人早上起床时，应缓慢地改变体位，防止血压突然下降。起立时不能突然，要转身缓缓而起，肢体屈伸动作不要过猛、过快。

2 不要在闷热或缺氧的环境中站立过久，以减少发病。

糖尿病

糖尿病以多尿、多饮、多食和消瘦为典型症状。而威胁患者生命的往往是糖尿病的紧急并发症，其中包括糖尿病酮症酸中毒、非酮症高渗性糖尿病、低血糖昏迷、乳酸酸中毒等。

病情判断

< 1 >　酮症酸中毒患者表现为口渴、多饮、多尿、倦怠无力、食欲减退、恶心、呕吐，少数患者可有腹痛。严重时患者呼出的气体有烂苹果味，心率增加，血压下降甚至昏迷。

< 2 >　非酮症高渗性糖尿病患者早期表现为多尿、口渴逐渐加重；晚期因严重脱水会出现少尿、无尿及神经精神症状，如嗜睡、幻觉、癫痫样抽搐及昏迷。

< 3 >　乳酸酸中毒患者有疲乏倦怠、恶心呕吐、腹泻、上腹痛等症状，严重者出现意识障碍和昏迷。

1 出现酮症酸中毒时应及时补液及静脉持续小剂量滴注胰岛素，纠正电解质紊乱及酸中毒。

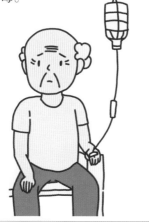

2 非酮症高渗性糖尿病患者应及时纠正脱水高渗症状，静滴小剂量胰岛素，消除诱因。患者平时应注意多饮水，不要等到口渴时才喝水，尤其不能限制饮水。

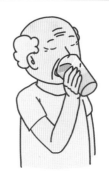

3 乳酸酸中毒患者应补碱、吸氧及补充小剂量胰岛素。

4 出现严重症状者，应及时就医。

有严重肝病、肾病及严重心肺功能不全的病人不要服用双胍类降糖药。

痛风

痛风是尿酸过量生产或尿酸排泄不充分引起的尿酸堆积而造成的。尿酸结晶堆积在软骨、软组织、肾脏及关节处，在关节处的沉积会造成剧烈的疼痛。

病情判断

< 1 >

多数患者发作前无明显征兆，或仅有疲乏、全身不适和关节刺痛等症状。典型发作常于深夜因关节痛而惊醒，疼痛进行性加剧，在 12 小时左右达高峰，呈撕裂样、刀割样或咬噬样，难以忍受。

< 2 >

痛风发作持续数天至数周后可自行缓解，以后进入无症状的间歇期，历时数月、数年或十余年后复发，多数患者 1 年内复发，越发越频，受累关节越来越多，症状持续时间越来越长。

1 将冰敷袋置于疼痛部位上敷 10 分钟，中间最好垫一条毛巾。

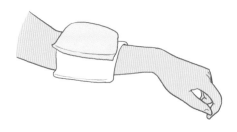

2 在急性发作期间，应抬高患肢，让患部休息。可以做一个保护框架，使床单及毛毯不会压到疼痛的部位。

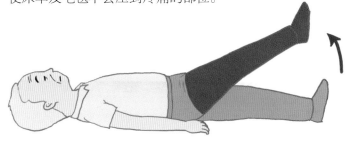

3 如果疼痛剧烈，必须用非甾体镇痛药，如双氯芬酸钠；不可用激素和水杨酸止痛，否则会加重病情。

4 如果病情严重，应尽快送至医院救治。

注意事项

1 饮食要规律，尽量少吃和不吃高嘌呤食物，如动物内脏、龙虾贝壳类水产品、鸡鸭鹅等禽类，以及熏猪肉、香肠和豆类等。

2 尽量少喝酒，尤其是啤酒。

3 要注意保养和休息，生活要有规律，注意劳逸结合。

胃肠炎

胃肠炎通常因微生物感染引起，也可因化学毒物或药品导致。通常，胃肠炎只会引起不适感及生活上的不便，并不会导致严重后果，但老年患者可能出现威胁生命的脱水和电解质紊乱。

病情判断

< 1 > 最常见的症状是腹泻，其他症状包括：腹痛、恶心、呕吐、发热、食欲减退、体重减轻、大量出汗、皮肤湿冷、肌肉痛或关节僵硬、大便失禁等。

< 2 > 剧烈的呕吐和腹泻可以很快导致脱水，其表现有虚弱、极度口渴、少尿或尿色加深、皮肤干燥、口干、眼球下陷。

< 3 > 对于病重、虚弱、年幼或年老的患者，严重的病例可能出现休克和肾功能衰竭。

1 食物中毒引起的急性胃肠炎，如果在食物吃下去的 1~2 小时内，要尽早用手指压咽喉部催吐，以促使中毒食物尽快排出。

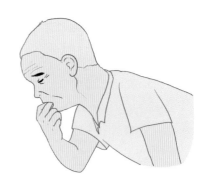

2 如果出现脱水现象时，可喝些淡盐水、果汁、米粥等，以补充水分、盐和维生素。

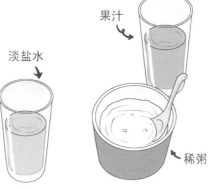

果汁

淡盐水

稀粥

3 急性单纯性胃肠炎有严重细菌感染者，可内服黄连素 0.3 克和氟哌酸 0.1~0.2 克，每日 3 次。

4 病情严重者，尽快送入医院救治。

注意事项

急性胃肠炎患者要注意饮食卫生，不喝酒、不吃辛辣刺激性强的调味品。忌食牛奶及海鲜、蜂蜜及其制品。

便血

血液从肛门排出，或粪便颜色呈鲜红、暗红或柏油样（黑便），均称为便血。便血多见于下消化道出血，特别是结肠与直肠病变的出血，但亦可见于上消化道出血。

病情判断

< 1 > 鲜血便：多为急性出血，流出的血液外观类似外伤出血，颜色鲜红或紫红、暗红。常见于痔疮、肠息肉、肛裂等疾病。

< 2 > 脓（黏液）血便：排出的粪便中既有脓（黏）液，又有血液。往往见于直肠或结肠内的肿瘤及炎症。

< 3 > 黑便：又称为柏油便，大便呈黑色或棕黑色，主要见于上消化道出血。

< 4 > 隐血便：小量消化道出血不会引起粪便颜色改变，仅在粪便隐血试验时呈阳性，称为隐血便。常见于溃疡、炎症及肿瘤。

1 患者应卧床，安静休息，注意保暖，进食流质食物。

2 肛裂或痔疮出血可用1%~2%的盐水浸泡棉球或纱布压迫肛门止血，并加T字带固定。

3 原因不明的出血可口服云南白药，每次0.2~0.3克，每日3次。

4 及时将患者送往医院查明病因，抢救治疗。

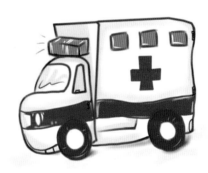

注意事项

1 有些便血虽然出血量少，但长期不断出血，常造成患者贫血、面色苍白、无力、抵抗力低下，甚至发生休克，应及早进行治疗。

2 患者要减少增加腹压的姿势，如下蹲、屏气，忌久坐。

便秘

便秘是临床常见的复杂症状，而不是一种疾病，主要是指排便次数减少、粪便量减少、粪便干结、排便费力等。

病情判断

< 1 >　便秘常表现为：便意少，排便次数少，排便困难、费力，排便不畅，大便干结、硬便，有排便不净感，很多便秘患者还伴有腹痛或腹部不适。

< 2 >　便秘的患病率高达 27%，但只有少数便秘者会去就诊。通常，女性患者多于男性，老年人多于青壮年。

< 3 >　因便秘发病率高、病因复杂，患者常有苦恼和焦虑，严重便秘时会影响生活质量。

1 根据不同情况选用泻药：如进食过少、食物中缺少纤维素者，可选用容积性泻药，如琼脂甲基纤维素。

2 粪便特别干结、年老体弱、排便动力减弱者，宜选用润滑性泻药，如石蜡油、甘油等，也可选用刺激性泻药，如番泻叶、酚酞、便塞停等。

3 排便时不宜用力者，可选用软化性泻药，如二辛基硫酸琥珀酸钠。

4 便秘严重且不能自行处理的患者，应尽快将其送至医院救治。

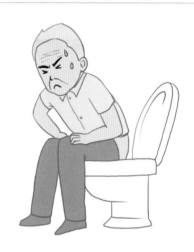

最好每天规定排便时间，养成良好的排便习惯。将排便时间安排在每天的常规日程之内，逐渐形成生理节奏。建议在饭后 1 小时左右进行排便，并需要在厕所停留一段时间。

急性腹泻

腹泻是指排便次数增多，粪质稀薄，或带有黏液、脓血或未消化的食物。急性腹泻起病急骤，每天排便可达 10 次以上，粪便量多而稀薄，排便时常伴腹鸣、肠绞痛或里急后重。

病情判断

< 1 >　腹泻伴呕吐，进食后数小时出现，应考虑食物中毒。

< 2 >　腹泻伴里急后重，可能是痢疾、直肠炎等。

< 3 >　腹泻伴有乳液、脓血便，可见于细菌性或阿米巴痢疾、溃疡性结肠炎。

< 4 >　腹泻伴痉挛性中、下腹痛，排便后减轻或消失，常见于结肠性病变。

< 5 >　腹泻并伴有持续性上腹痛并牵涉到背部者，多考虑慢性胰腺炎。

1 让患者卧床休息，暂时禁食，为腹部保暖。多饮淡盐水，防止脱水或电解质紊乱。

2 症状缓解后可进食清淡流质或半流质饮食。

3 急性食物中毒早期应催吐导泻，以便将有毒物质尽快排出体外。

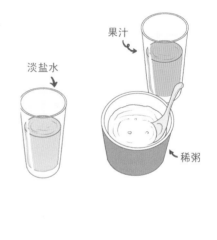

果汁

淡盐水

稀粥

4 凡遇严重吐泻，大便为脓血乳液状、米泔水样、洗肉水样，并伴有全身中毒症状及各种严重并发症的患者，应当机立断，马上送医院救治。

注意事项

1 对怀疑患有肠道传染病者，应立即采取隔离措施，避免接触，以防传染。

2 急性腹泻一定要搞清具体的原因，对症下药。

高热

当机体在致热源作用下或各种原因引起体温调节中枢的功能障碍时，体温升高超出正常范围，称为发热。临床上将体温升至39.1~41℃的发热称为"高热"。

病情判断

< 1 >　导致高热的病因有急性感染性疾病和急性非感染性疾病两大类。

< 2 >　急性感染性疾病最为多见，如细菌、病毒引起的呼吸道、消化道、尿路及皮肤感染等。

< 3 >　急性非感染性疾病主要由变态反应性疾病所引起，如药物热、血清病以及植物神经功能紊乱和代谢疾病。

< 4 >　患者皮肤潮红而灼热，呼吸加速、加强，头痛，烦躁，口渴，可能有小量出汗。

1 及时将患者转移至空调房，脱去过厚的衣物，让其卧床休息。

2 使用擦浴、冷敷法进行降温。可用浓度为 30%~50% 的酒精或温水擦拭四肢、颈等处，也可用冰袋或冷毛巾置于额、枕后、颈、腋、腹股沟等处。

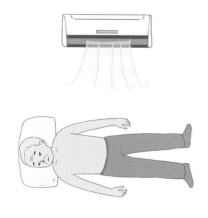

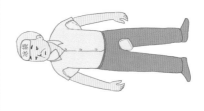

3 补充水分、营养，不要轻易应用退热剂和抗菌药物。

4 尽快将患者送入医院，检查出具体病因并及时治疗。

注意事项

1 发热时体内水分流失会加快，因此一定要注意补充水分，在可行范围内宜多饮用白开水、果汁及不含酒精或咖啡因的饮料。

2 尽量避免给患者穿过多的衣服或盖厚重的棉被，这样会使身体不易散热，加重高热的不适。

头痛

头痛指额、顶、颞及枕部的疼痛，可见于多种疾病，大多无特异性。但反复发作或持续的头痛，可能是某些器质性疾病的信号，应认真检查，明确诊断，及时治疗。

病情判断

< 1 >　引发头痛的疾病很多，常见的有以下几种：
颅脑病变：脑膜炎、脑血管意外、脑肿瘤、脑震荡、偏头痛等；
颅外病变：颅骨肿瘤、颈椎病、三叉神经痛等；
全身性疾病：高血压病、肺炎、中毒等。

< 2 >　急起头痛伴发热者，常见于急性感染，所致的头痛多位于全头部，呈弥漫性。

< 3 >　有高血压病史而突然发病，出现头痛、呕吐、肢体偏瘫时，则可能为脑出血。

< 4 >　剧烈头痛伴呕吐、怕光，服用麦角胺后头痛缓解，应考虑偏头痛。

急救方法

1 让患者躺在安静的房间休息，保持室内空气流通。

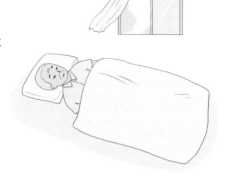

---

2 无论头痛的部位在何处，均可用冷毛巾（或冰袋）或热毛巾（或热水袋）敷前额，以起到止痛作用。

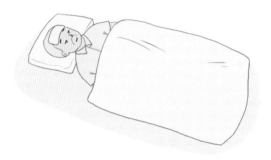

---

3 头痛难忍时，可用双手手指按压两侧太阳穴、合谷穴等穴位。

4 服用止痛药，但注意过量服用会掩盖病情。如患者出现意识障碍、呕吐、肢体麻木等症状，应及时送医。

注意事项

1 患者应卧床休息，加盖衣被，限制活动，并按医生指示服药。服药后可喝一杯热牛奶或一小碗热稀粥，忌吃油炸食物。

2 保持室内空气新鲜，无刺激性异味，温湿度适宜，但需防止患者吹风着凉。

125

呕吐

呕吐是通过胃的强烈收缩迫使胃或部分小肠的内容物经食管、口腔而排出体外的现象。呕吐是身体的一种反射性动作，其目的是将进入身体的或体内产生的有害物质排出体外。

病情判断

| < 1 > | 老年人不明原因的呕吐应考虑胃癌。 |

| < 2 > | 吐量多且有宿食，应想到幽门梗阻；食后立即呕吐多为食管痉挛、梗阻或神经性呕吐。 |

| < 3 > | 喷射样呕吐伴剧烈头痛，应考虑中枢神经系统疾患。 |

| < 4 > | 呕吐伴有腹痛、发热，多为腹腔内脏急性炎症，少数为胸腔疾病，如肺炎、心肌梗死等。 |

1 发生呕吐时，患者宜取半坐位或侧卧位，切不可仰卧，以免呕吐物被吸入气管，造成窒息或引起吸入性肺炎。

2 让患者尽可能把胃容物吐出来，吐得越干净越好，否则有毒物质易被身体吸收，吐后用温水漱口。

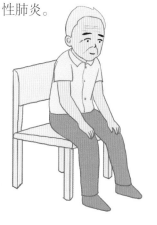

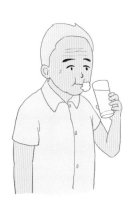

3 针刺或按揉内关穴、中脘穴、足三里穴，可缓解恶心呕吐；针刺或按压上腕穴、内关穴、公孙穴，可缓解神经性呕吐。

4 对引起呕吐的相应疾病进行治疗，严重者及时就医。

注意事项

1 呕吐时患者一般比较紧张，救护者应予以安慰，缓解其紧张情绪，协助患者吐出，并及时处理呕吐物。

2 若呕吐物为大量鲜血或咖啡样物，应注意病人是否出冷汗、脉细快等症状，并及时送医院诊治。

青光眼

青光眼是最常见的致盲疾病，40岁以上的人发病率约占该人群的0.5%。青光眼主要是因遗传因素或眼部疾患，使眼压升高而造成的一种眼部疾患。

病情判断

< 1 >　青光眼的主要症状是视力疲劳、头痛，看灯光时周围可见一彩色圈。

< 2 >　急性青光眼发作时，会出现恶心、呕吐、剧烈头痛、眼睛充血、潮红、瞳孔扩大、视物模糊等症状。

< 3 >　急性闭角型青光眼，常合并恶心、呕吐、发热、寒战及便秘等，少数病人可能有腹泻发生。

< 4 >　慢性闭角青光眼，常伴有视蒙、虹视，本病最严重的并发症是失明。

1 避免过度用眼，注意劳逸结合，阅读时间不宜超过 50 分钟，每隔一段时间可以起身活动一下，或做眼保健操。

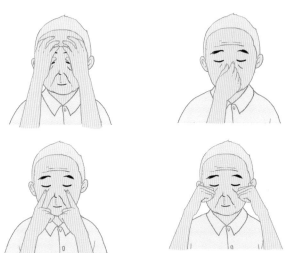

2 加强用眼卫生，室内光线要适宜，防止过强或过暗，如果光线不足，会使瞳孔散大，诱发青光眼，但是光线过于强烈、刺眼，光线中的紫外线也会参与青光眼的形成。

3 可适当做一些有助降眼压的运动，如散步、练太极等；千万不要做一些力量型的运动和碰撞剧烈的运动，如举重、仰卧起坐等。

4 若出现眼胀眼痛、头痛、呕吐、视力骤然下降等情况，应立即到医院求诊。

注意事项

要保持情绪的稳定，乐观的心态。生气和着急以及精神受刺激，很容易使眼压升高，引起青光眼。

过量饮酒

很多老年人有饮酒的嗜好，饮用少量的酒可以刺激食欲、振奋精神，但老年人多患有各种慢性疾病，如果饮酒过量，可诱发脑血管意外、胃出血等。

病情判断

< 1 > 酒精中毒兴奋期表现为眼部充血、面部潮红或苍白、头晕、呕吐、言语增多、言语含糊不清或出现暴力行为，有些人表现为嗜睡。

< 2 > 接着共济失调期出现动作笨拙、步态不稳、语无伦次、血压增高、嗜睡。

< 3 > 后期抑制期出现意识不清或丧失、面色苍白、皮肤湿冷、口唇微紫、心率增快、血压下降、瞳孔放大，重者抽搐、昏迷、大小便失禁、呼吸衰竭甚至死亡。

1 兴奋期与共济失调期的醉酒者，取侧卧位休息，保持安静，此时体温降低，应注意保暖，避免受凉。

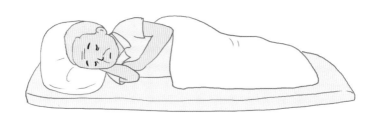

2 可吃些梨、橘子、西瓜、白萝卜等，有解酒作用，并能补液利尿。

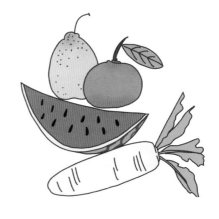

3 兴奋期和共济失调期可以催吐，减少机体对酒精的吸收；昏迷期禁止催吐或口服洗胃药，以免导致窒息。

4 必要时及时拨打"120"急救电话。如醉酒者呼吸、心跳停止，应立即进行心肺复苏术。

晕动病

晕动症是指乘坐交通工具时，人体内耳前庭平衡感受器受到过度运动刺激，前庭器官产生过量生物电，影响神经中枢而出现的出冷汗、恶心、呕吐、头晕等症状群。

病情判断

< 1 >
本病常在乘车、航海、飞行和其他运行数分钟至数小时后发生。

< 2 >
初时感觉上腹不适，继有恶心、面色苍白、出冷汗，旋即有眩晕、精神抑郁、唾液分泌增多和呕吐。

< 3 >
严重者可有血压下降、呼吸深而慢、眼球震颤，以及严重呕吐引起的失水和电解质紊乱。

1 发病时患者宜闭目仰卧，坐位时头部紧靠在固定椅背或物体上，避免较大幅度的摇摆。

2 打开车窗通风。

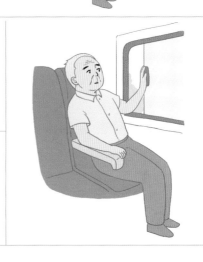

3 用手掐按人中穴、内关穴、合谷穴、足三里穴等。

4 涂清凉油于太阳穴或人中穴，口服 10 粒仁丹或口服 2~3 毫升十滴水。重者可口服晕海宁、苯海拉明、异丙嗪、灭吐灵等西药。

患有晕动病的人在乘车、乘船时应尽量限制头部运动，可将头靠在背椅上固定不动，以减少加速度的刺激，特别是旋转性刺激。有可能的话，尽量平卧。

鼻出血

鼻出血可以由鼻腔本身的原因引起，也可由全身性疾病引起，其中最多见的为鼻黏膜干燥导致鼻腔血管破裂而引起，严重出血不止也可导致休克，反复的鼻出血可造成贫血。

病情判断

<1> 可引起鼻出血的鼻腔本身的原因：鼻黏膜干燥、鼻部受伤、鼻中隔疾病、鼻腔肿瘤等。

<2> 可引起鼻出血的全身性疾病：血液病、高血压等。

<3> 出血性疾病及血液病、急性发热性传染病，以及女性的妊娠、绝经前期、绝经期都是引起鼻出血不可忽视的原因。

1 让老人低头、张口呼吸，用拇指和食指捏住双侧鼻翼,向后上方压迫数分钟，直至止血。

2 如果是全身性疾病导致的鼻出血，在进行局部压迫的同时，还要进行全身性治疗，如降压。

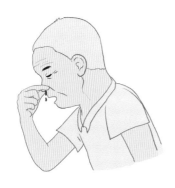 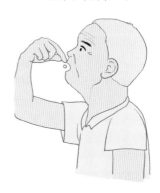

3 经过局部压迫后，仍止不住血的，要及时送往医院诊治。

4 如果因头部受伤出现鼻出血，同时伴有眼眶淤血、耳后淤血、耳出血等，这种鼻出血称为"鼻漏"，实际为颅内出血，此时严禁采用压迫、填塞等止血法，同时禁止冲洗、避免用力咳嗽和打喷嚏，并尽快送至医院或拨打"120"急救电话。

注意事项

1 鼻出血之后千万不要仰头，以免血液误入气道造成窒息，儿童尤其禁止采用此法。

2 如果经常鼻出血，可能和身体的其他疾病有关，应及时到医院进行确诊并进行相关治疗。

突发牙痛

牙痛是指牙齿因各种原因引起的疼痛，为口腔疾患中常见的症状之一。老年人因牙龈萎缩和牙根暴露，遇甜、酸、冷、热时，更容易导致疼痛加剧。

病情判断

< 1 >
突发牙痛表现为牙龈肿胀、咀嚼困难、口渴口臭，或时痛时止、遇冷热刺激痛、面颊部肿胀等。

< 2 >
诱发牙痛的因素有机械因素（如吃硬食物）、化学因素（如吃甜食）和温度（如吃冷、热食物）。

< 3 >
引起老年人牙痛的牙齿疾病有龋齿、急性牙髓炎、急性牙周炎。

< 4 >
引起老年人牙痛的非牙齿疾病有上颌窦炎、三叉神经痛等。

1 取大蒜捣烂，温热后敷在痛点上可以治疗牙髓炎、牙周炎和牙痛等症状。

2 取普通白酒 100 毫升，加入 10 克食盐拌匀，等盐溶化后加热烧开，含上一口在疼痛的地方，注意不要咽下去，牙痛就立刻止住了。

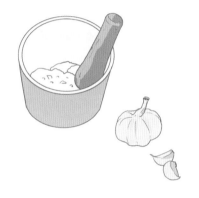

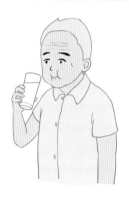

3 取六神丸 1~2 粒，碾碎置于患齿牙龈上 5~10 分钟，每天 1 次，一般不超过 3 次即可止痛。

4 病情严重者，请尽快去医院救治。

注意事项

1 止痛不等于治疗，平时应注意口腔牙齿卫生，以防牙疼。当牙疼发作时，若使用上述方法不能上痛，应速去医院进行急诊治疗。

2 防止牙疼关键在于保持口腔卫生，而早晚坚持刷牙很重要，饭后漱口也是个好办法。

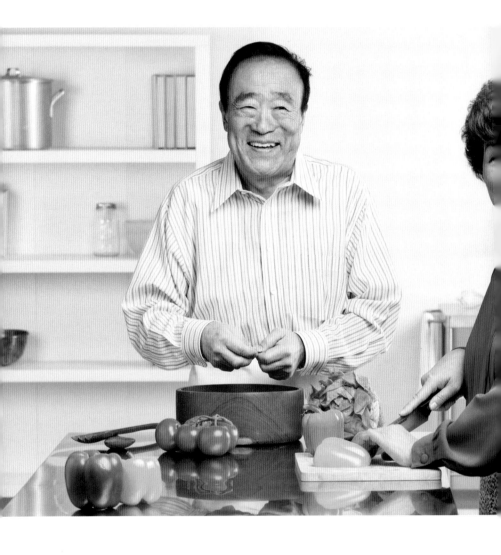

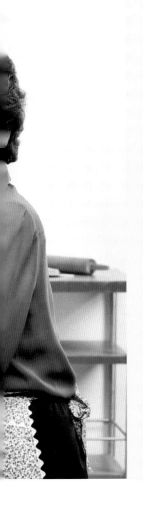

第五章

突发意外的急救和自救

日常生活中老年人难免由于自身疏忽而造成意外的发生，有些意外导致的后果很小，如小面积擦伤、小面积冻伤等，但有些意外则会导致很严重的后果，如骨折、中毒等。面对出现的突发意外，我们应该如何进行急救呢？此外，还有台风、地震等自然灾害，老年人又该如何自救呢？本章将介绍二十三种突发意外的急救方法和自救方法。

煤气中毒

煤气的主要成分是一氧化碳，它与血红蛋白的亲和力比氧气与血红蛋白的亲和力高，因此能阻碍人体对氧气的吸收，令伤者窒息，并能严重损伤大脑皮质。

病情判断

< 1 >　轻度中毒表现为头晕、头痛、头胀、耳鸣、恶心、呕吐、心悸、乏力、嗜睡等。此时若及时脱离中毒环境，吸入新鲜空气即可缓解。

< 2 >　中度中毒除上述症状外，还表现为面色潮红，口唇呈樱桃色，脉搏增快，昏迷，瞳孔对光反射迟钝，呼吸、血压发生变化。此时如能及时抢救，亦可恢复。

< 3 >　重度中毒出现深昏迷，各种反射减弱或消失，肌张力增高，大小便失禁，呼吸浅表，血压下降，瞳孔缩小、不等大或扩大，可发生脑水肿、肺水肿、休克，甚至死亡。

1 抢救者低姿进入室内，立即打开门窗通风，同时将患者转移至空气新鲜流通处。

2 如果患者昏迷，将其摆放成"稳定侧卧位"，保持气道畅通，注意保暖。

3 中、重度中毒患者立即吸入高浓度氧。昏迷或抽搐者，可头置冰袋。

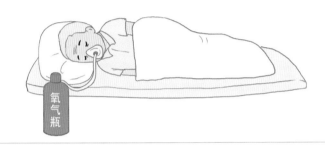

4 及时拨打"120"急救电话，尽快将患者送至具备高压氧治疗条件的医院。

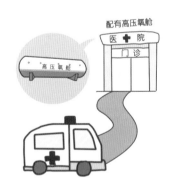

在急救医生赶到之前，如已被转移至安全环境的患者呼吸已停止，应立即进行心肺复苏。

药物中毒

大多数老年人都身患多种疾病，常接受多种药物的治疗。再加上老年人因神经系统的衰老而伴有精神及思维的异常，这会导致他们出现服药过量、滥用、误服等情况而引起药物中毒。

急救方法

1 尽快查出误服药物的名称、服用时间及剂量。若是误服了大量安眠药、有机磷农药、石油制品及强酸、强碱性化学液体等毒性或腐蚀性较强的药物时，原则上医院在附近的应立即去医院抢救。离医院较远的，在呼叫救护车的同时进行现场急救。

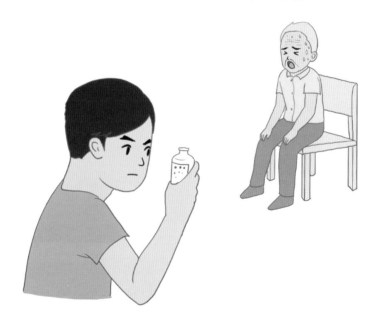

2 如患者清醒，且中毒6小时以内的，应立即催吐以加快毒物的排出。可让患者大量饮用温水，用手指、筷子、汤匙等刺激咽后壁和咽弓，反射性地引起呕吐。如此反复至少10次，直至吐出物澄清、无味为止。

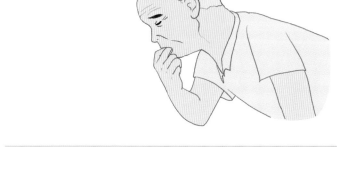

3 若患者呈昏迷状态或出现抽搐、惊厥症状；服用腐蚀性（或强酸、强碱）毒物；有食管静脉曲张、溃疡病、严重心力衰竭和全身极度衰竭等情况时禁用催吐。应迅速将患者平卧，头偏向一侧，注意保暖，严密注意患者的呼吸、脉搏，有条件的测量血压的变化。

4 经临时急救后的老年人应立即送医院进一步救治，并将误服药品或有毒物的瓶子及患者的呕吐物，一同带往医院进行检查。

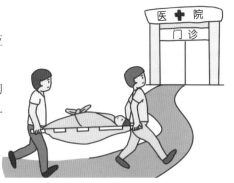

注意事项

催吐必须及早进行。若服毒时间超过6个小时，毒物已进入肠道，催吐也就失去了意义。

食物中毒

食物中毒是由于吃了变质的或含有毒素的食物，所引发的消化系统、神经系统及全身中毒的急性病症。食物中毒又可分为细菌性食物中毒、真菌性食物中毒、化学性食物中毒。

病情判断

< 1 >　患者出现恶心、呕吐、腹绞痛、腹泻等症状。

< 2 >　腹泻时大便可能带血或者黏液。

< 3 >　患者伴有头痛、发热、脉搏细弱、血压降低、脱水等症状，严重者会出现休克、呼吸困难、昏迷甚至死亡。

1 用手指或筷子伸向喉咙深处刺激咽后壁、舌根进行催吐。

2 不可自行乱服药物，应争分夺秒，立即送往医院抢救。

3 去医院时带上怀疑为有毒食物的样本，或者保留呕吐物、排泄物，供化验使用。和患者一同进餐的人也要一起去医院进行检查。

4 如果患者中毒较轻，神志清醒，可以多饮水、葡萄糖水或稀释的果汁，避免吃奶制品或油腻的食物。

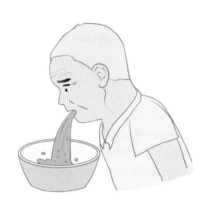

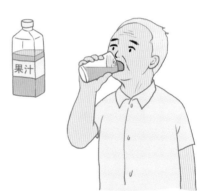

注意事项

1 如果是吃了变质的鱼、虾、蟹等引起的食物中毒，可立即取食醋 100 毫升，加水 200 毫升稀释后一次服下，并及时就医。

2 如果患者出现呼吸困难甚至呼吸停止，立即进行心肺复苏术。

鱼刺卡喉

老年人有可能因仓促进食而发生鱼刺卡喉，此时大多有刺痛，吞咽时加重，影响进食。老年人常见的鱼刺卡喉的原因有吞咽功能下降、进食速度过快、进食注意力分散等。

急救方法

1 让老年人用力连续咳嗽 2~3 次，试图把鱼刺咳出来。

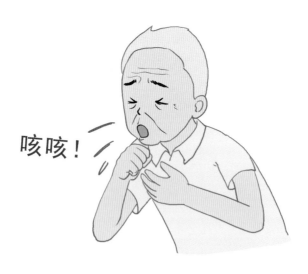

咳咳！

2 令老年人张口，用筷子或汤勺将舌头压低，再用手电筒照亮咽部，如发现鱼刺可用镊子将其夹出。

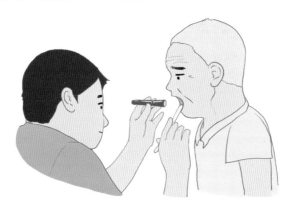

3 若上述方法不能排出鱼刺时，应禁食，赶快到医院处理。

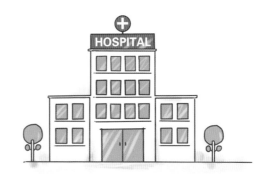

注意事项

① 千万不能让患者囫囵吞咽大块馒头、烙饼、米饭等食物。这样做有可能使鱼刺更加深入，更加不易取出，甚至导致邻近的大血管被刺破出血，危及生命。另外，也有可能造成邻近组织的感染。

② 有人认为醋能软化鱼刺，此说法并未得到证实，而且喝醋并不能使醋浸泡在鱼刺处，因而不可能起到软化的作用，故不宜使用此方法。

③ 无论用何种方法，将鱼刺"推向下方"都是不可取的，尤其对于较大的鱼刺及倒着卡入的异形鱼刺，很有可能刺伤消化道。

异物入眼

眼部常见的异物有沙尘、睫毛等，一般没有明显的危害。造成较严重伤害的异物有锐器、碎石、玻璃碴或腐蚀性液体等。

病情判断

< 1 > 常常表现出疼痛、异物感，也可出现畏光、眼红、出血、眼及眼睑水肿、视力模糊等症状。

< 2 > 老年人最常见的异物入眼引起的外伤为巩膜、角膜和结膜的损伤。虽然大多数异物伤害较轻，但也有部分病例伤情严重，如角膜划伤合并感染。

< 3 > 常见的会引起眼球表面损伤的异物有玻璃碎屑、风沙、树枝、碎石等。

1 救助者用肥皂和清水洗净自己的双手并擦干。

2 把老年人的上眼皮轻轻拉起盖住下眼皮一会儿，利用下眼皮将藏在上眼皮内的细小异物拔去。

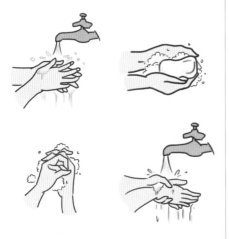

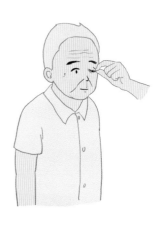

3 如果异物没有去除，可用容器将干净的温水倒入患者张开的眼中，冲走异物。

4 如上述方法均未奏效，切勿再尝试处理，此时用干净纱布轻轻盖住患者的眼睛，尽快去医院治疗，途中尽可能保持仰卧。

注意事项

1 一般异物，如昆虫、沙尘、铁屑等进入眼内，多数是黏附在眼球表面上，因此切忌用手揉擦，否则会使眼角膜损伤。

2 如果是较大的坚硬物嵌入眼角膜，切勿进行任何形式的拨动，应立即送医院治疗。

异物入耳

异物入耳会阻塞耳道，引起疾病。有些老年人喜欢用棉花棒清洁耳朵，有可能会在耳内留下棉花。在野外环境中，一些昆虫也有可能飞入或爬入耳中。

病情判断

伤者一般会出现耳鸣、耳痛、耳内瘙痒、听力下降、眩晕、反射性咳嗽等症状。

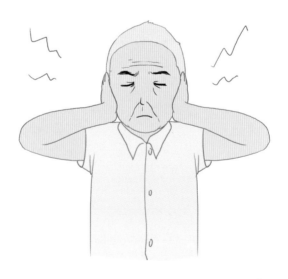

1 用凡士林或胶黏物质涂在棉签上,将异物粘出。

2 如果是昆虫入耳，救助者可一手拉起伤者耳郭，另一手用手电筒照着耳道，吸引昆虫爬出来。

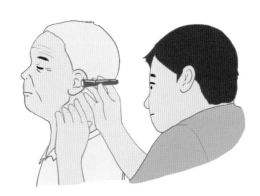

3 用食用油或37℃的温水灌入耳中，令昆虫有机会浮出来。

4 如以上方法均未奏效，应立即送往医院治疗。

注意事项

(1) 较小的昆虫飞入耳道,会引起过响的声音,这时可用双手捂住耳朵,张口,以防鼓膜震伤。

(2) 如果是球形异物进入耳道,如小圆柱、玻璃球等,不要用镊子取,以免取的过程中滑脱,反而将异物送入耳道深处。

利器扎入身体

身体扎入利器，首先不要惊慌，不要让伤员活动，更不要拔除利器，以免引起大出血，而应尽量采取固定措施，使异物相对稳定，避免继续深入，防止损伤加重。

病情判断

< 1 >　利器扎入身体，伤口一般会立即出血，如果血液喷涌而出，说明扎入的部位有大血管，情况较危及。

< 2 >　利器如果扎入较深，还会造成体内脏器的损伤。如利器扎入胸背部，易伤及心脏、肺、大血管；利器扎入腹部，易伤及肝、脾等器官；利器扎入头部，易伤及脑组织。

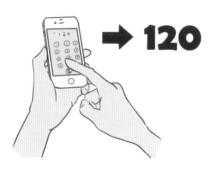

➡ **120**

1 如果家里有绷带，可在异物两侧各放置一卷绷带。如果没有绷带，可将毛巾折叠成合适的大小来代替。

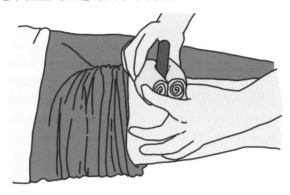

2 用绷带做"8"字加压包扎，也可将三角巾折叠成条带装，在中间剪一大小适当的豁口，从上往下套住异物，再做加压包扎。

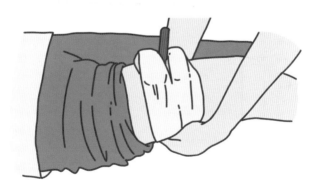

3 如不小心已将异物拔出，应立即压迫出血部位进行止血，然后加压包扎，如出血严重可结扎止血带。

4 立即拨打"120"急救电话。

触电

触电是由于人体直接接触电源，导致一定量的电流通过人体，致使全身性或局部性组织损伤及脏腑功能障碍，甚至死亡。触电时间越长，机体的损伤越严重。

病情判断

< 1 >
轻者受到惊吓，出现局部麻木、头晕、心悸、面色苍白、四肢无力、惊恐呆滞等症。

< 2 >
重者立即出现昏迷、强制性肌肉收缩、抽搐、心律失常、休克、心跳及呼吸微弱，呈现"假死状态"，或心脏骤停、呼吸停止、出现紫癜。电击部位皮肤被电灼伤、焦化或炭化，并有组织坏死。

< 3 >
少数触电者当时症状较轻，尔后突然加重，出现包括心脏骤停在内的迟发性反应。此外需注意，有些人会把触电后的身体强直误认为是"尸僵"，切勿放弃抢救。

1 按以下方法立即使触电者脱离电源：
①如果触电位置距离电源开关或电源插销较近，可立即拉电闸或拔出插销。
②如果位置较远，可用带有绝缘柄的电工钳或有干燥木柄的斧头切断电线，或用干木板等绝缘物插到触电者身下。
③如果是漏电的电线直接接触到触电者，可用干燥的衣服、手套、绳索、木板、木棒等绝缘物品拉开触电者或拉开电线。

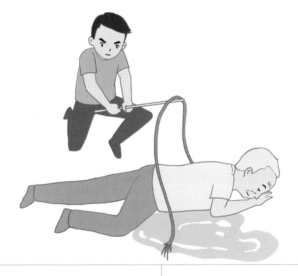

2 如患者已发生心脏骤停，应立即进行心肺复苏术，同时拨打"120"急救电话。

3 对于电灼伤、出血、骨折等，应进行止血、包扎、固定等处理。

4 即使触电者心跳存在、意识清楚，但自觉头晕、心慌、面色苍白、全身无力等，也应及时拨打"120"急救电话送院观察，以防24~48小时内发生包括心脏骤停在内的迟发性反应。

溺水

溺水是由于大量的水灌入肺内或遇冷水刺激引起喉痉挛，造成窒息或缺氧的紧急意外，若抢救不及时，4~6分钟内即可导致溺水者死亡。

病情判断

< 1 >　轻者：落水时间短，口唇及四肢末端出现青紫、面部浮肿、四肢发硬、呼吸浅表，出现窒息缺氧现象。

< 2 >　重者：落水时间长，1分钟内即出现低血氧症，面色青紫、口鼻腔充满血性泡沫或泥沙、四肢冰冷、昏迷不醒、瞳孔散大、呼吸停止。

1 有能力下水施救的救助者，下水前要尽可能将衣服和鞋子脱掉，从溺水者背部靠近，一只手抱住溺水者的脖颈，用另一只手划水。

2 迅速将溺水者平放在地面上，头偏向一侧，撬开其口腔，清除口、鼻内的异物，松解衣领、纽扣、内衣、腰带、背带，保持呼吸道畅通，同时注意保暖。

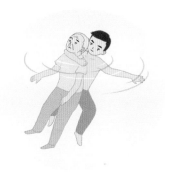

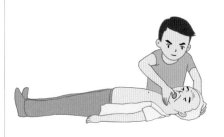

3 对溺水者进行人工呼吸、胸外心脏按压，直至判断情况好转或死亡，在送往医院的过程中也不能停止。

4 如果是自己落水，切勿举手挣扎，应仰卧，使头向后，口鼻向上露出水面，呼气浅，吸气深，可勉强浮起，等人来救。

注意事项

1 溺水后容易出现肺炎、心力衰竭等威胁生命的并发症，即使溺水者情况好转，也要及时送往医院进行检查和治疗。

2 救助人员要注意，千万不要让溺水者紧紧抱住自己，万一被抱住，救助人员可以先让自己下沉，等溺水者松手后，再进行救助。

家庭失火

由于家庭用电量的增加，家庭失火发生的频率越来越高，一旦发生失火，如果扑救不及时，再加上一般家庭都缺乏灭火器以及在场人惊慌失措等因素，最终可能导致重大生命财产损失。

急救方法

1 **家用电器着火**：先立即切断电源（可直接拉电闸，以免发生触电），再用湿棉被或湿衣物将火压灭。老式电视机起火时，要从侧面靠近电视机，以免显像管爆炸伤人。

2 **液化气罐着火**：可用浸湿的被褥、衣物等捂住，还可将干粉或苏打粉用力撒向火焰根部，在火熄灭的同时关闭阀门。

3 **衣服着火**：不要挥舞手臂或跑动，这样会助燃，应立即用大衣或毛毯裹在身上，并躺倒滚动几圈，以扑灭火苗。

4 **酒精火锅着火**：切勿用嘴吹，可用茶杯盖或小菜碟等物盖在酒精罐上灭火。

5 **炒菜时油锅起火**：迅速盖上锅盖即可灭火。如没有锅盖，可将切好的蔬菜倒入锅内灭火。切忌用水浇，以防燃着的油溅出来，引燃厨房中其他可燃物。

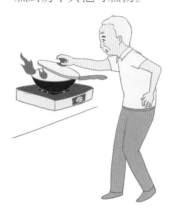

6 如果家里火势较大，需要逃生时，一定要沉着冷静，用湿毛巾捂住口鼻，身体尽量贴近地面，背向烟火方向迅速离开。

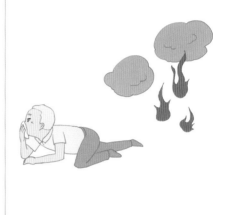

7 如果逃生通道被切断或短时间内无人救援时，应关紧迎火的门窗，用湿毛巾、湿布、床单等物堵塞门缝，用水淋透房门，防止烟火侵入。

8 开门逃生时，先感觉一下门的温度，如果门是凉的，就打开门离开此房间；如果门是热的，千万不要打开它，这时应打开窗户呼救，如果楼层不高，可用绳子或床单绑在窗沿上逃生。

注意事项

　　家庭应备好火灾逃生"四件宝"：家用灭火器、应急逃生绳、简易防烟面具、手电筒，并将它们放在随手可取的位置。

烧烫伤

烧伤是指各种热源作用于人体后，造成的特殊性损伤，一般习惯于把开水、热油等液体烧伤称为"烫伤"。烧烫伤在家庭的发生率较高，需要立即进行正确处理，并及时去医院就诊。

病情判断

烧伤的严重程度取决于受伤组织的范围和深度，局部的变化一般可分为Ⅲ度：

< 1 > Ⅰ度：烧伤皮肤发红、疼痛、明显触痛、有渗出或水肿，轻压受伤部位时局部变白，但没有水疱。

< 2 > Ⅱ度：皮肤上出现水疱，水疱底部呈红色或白色，充满了清澈、黏稠的液体，触痛敏感，压迫时变白。

< 3 > Ⅲ度：由于皮肤的神经末梢被破坏，一般没有痛觉。烧伤后往往要经过几天才能区分Ⅱ度和Ⅲ度烧伤。

1 使伤者脱离热源或危险环境，置于安全且通风处。

2 尽快用大量冷水冲洗或浸泡创面 20 分钟左右，以中和余热，降低温度，缓解疼痛。但不宜用冰敷，以免血管过度收缩而造成组织缺血。

3 在水中小心地剥除戒指、手表、皮带、鞋及没有黏住伤口的衣服（如有粘连，可用剪刀沿伤口周围剪开），以减轻后续伤害。

4 Ⅲ度烧烫伤者，应立即用清洁的被单或衣物简单包扎，避免污染和再次损伤，并迅速送医院。

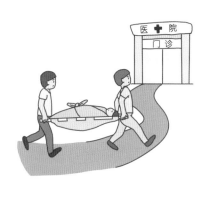

注意事项

1 创面千万不要涂抹牙膏、酱油、黄酱、碱面、草木灰等，这些物质没有治疗效果，反而会造成感染，并给入院后的诊断治疗造成困难。

2 严重烧伤者可出现呼吸困难甚至窒息，对呼吸停止者需要施行人工呼吸。

冻伤

冻伤是软体组织受冻并且局部血液提供减少时所形成的损伤。当皮肤温度降到 -2℃时，就有可能发生冻伤。由于潮湿可加速体表散热，所以冬季湿度大的地区，冻伤发生率较高。

病情判断

冻伤按程度可分为四度：

< 1 >	一度冻伤：表现为红斑、水肿、皮肤麻痹和短暂的疼痛，皮损可以完全恢复，仅伴有轻度脱屑。
< 2 >	二度冻伤：有明显的充血、水肿和水疱，疱液清亮。皮损可恢复，但可留有长期的感觉神经病变。
< 3 >	三度冻伤：真皮层全层损伤，伴有血疱形成的蜡状、干燥、木乃伊样皮肤。组织丧失，预后不良。
< 4 >	四度冻伤：全层彻底丧失，包括皮肤、肌肉、肌腱和骨骼的破坏，可导致截肢。

1　尽快将伤者移至温暖的地方，使其身体迅速升温，并用御寒的衣物盖住冻伤部位，可进食热饮。

2　受冻部位不宜立即烘烤或热水浸泡，未破溃的冻疮可用促进血液循环的药物，如 10% 樟脑醑或辣椒酊局部揉擦。

3　未破溃的部位经以上处理稍微缓解后，可用辣椒煎水局部烫洗。

4　已溃疡时用硼酸软膏、红霉素软膏或猪油蜂蜜软膏（猪油 30%，蜂蜜 70%）等涂擦并包扎，同时内服末梢血管扩张剂(如烟酸)。

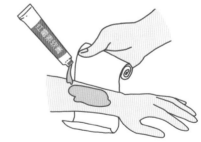

注意事项

　　如果冻伤发生在户外，救护人员可将伤者的手或脚放进自己的怀中取暖，切勿用手搓、用火烤或用雪擦，这样会加重伤情。

猫狗咬（抓）伤

一旦被猫、狗咬（抓）伤，不管是病猫、疯狗，还是正常的猫、狗，都要接种狂犬病疫苗，还需要正确、迅速地处理伤口。

病情判断

< 1 >
咬后发病时间不定，可短于10天，亦可长至数年，一般是1~2个月。前驱期表现有低热、乏力，咽痛、头痛、焦虑、易怒，食欲不振、怕声、怕光、怕风，喉部有紧缩感。咬伤部位有烧灼样疼痛感，发麻发凉，四肢似有蚂蚁爬行感。

< 2 >
兴奋期体温更高，躁动不安，常伴有呼吸困难，但神志清楚，口中唾液增多，害怕饮水，听见水声或被风吹时都可诱发局部或全身抽搐。

< 3 >
麻痹期抽搐停止，由暴躁转为安静，神志淡漠，呼吸循环衰竭，最后完全麻痹死亡。

1 用力挤压伤口,尽量把污血全部挤出来。

2 用大量清水彻底冲洗伤口。冲洗伤口要快,以最快速度把可能沾染在伤口上的狂犬病毒冲洗掉。由于猫、狗咬的伤口往往外口小、里面深,冲洗时尽量把伤口扩大,并用力挤压伤口周围的软组织。

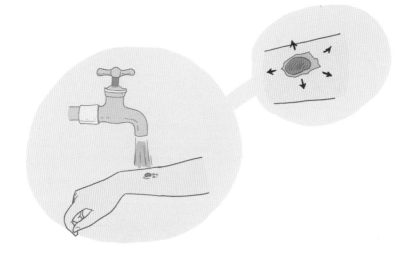

3 伤口不可包扎,除了个别伤口大且伤及血管需要止血外,一般不上任何药物,也不要包扎。

4 伤口处理完后,要去医院进一步处理伤口,并在24小时之内注射狂犬病疫苗和球蛋白。

注意事项

切忌长途跋涉赶到大医院求治,应立即就地彻底冲洗伤口,在24小时内注射狂犬疫苗。

切割伤及擦伤

切割伤是受到锐器的划割而发生皮肤、皮下组织或深层组织破损裂伤，伤情可轻可重。擦伤是被略粗糙的钝器形成机械力摩擦，造成表皮剥脱、翻卷，损伤一般较轻微。

病情判断

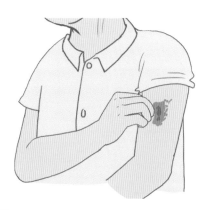

< 1 > 切割伤的受损部位可能包括皮肤、皮下组织或深层组织，伤口特点是比较整齐，面积小，但出血较多。严重的可切断肌肉、神经等，甚至使肢体断离。

< 2 > 擦伤主要是表皮破损，真皮并未受损，伤处可有出血、擦痕、液体渗出及表皮脱落，属开放性伤口。

1　让伤者坐下或躺下，用一块棉垫蘸上肥皂水，轻轻擦洗受伤部位。

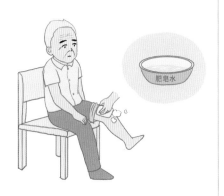

肥皂水

2　试着擦掉伤口上的污物和细砂粒。

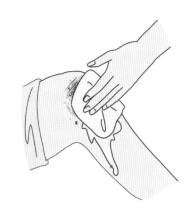

3　如有出血，可用一块干净的敷料压住伤口，进行按压止血。

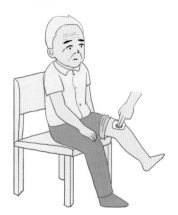

4　用创可贴贴在伤处，创可贴的敷料要足够大，能覆盖伤口及其周围部位。

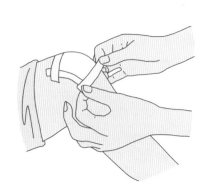

挤压伤

挤压伤是身体的四肢或其他部位受到压迫，造成受累身体部位的肌肉肿胀或神经损伤的一种常见外伤，如手、脚被钝性物体如砖头、石块、门窗、机器或车辆等暴力挤压等。

病情判断

< 1 > 受伤部位表面无明显伤口，可有瘀血、水肿、紫绀，如四肢受伤，伤处肿胀可逐渐加重，可出现尿少、心慌、恶心等症状，甚至出现神志不清。

< 2 > 挤压伤伤及内脏可引起胃部出血、肝脾破裂出血，这时可出现呕血、咯血，甚至休克。

< 3 > 土方、石块长时间挤压导致的"压埋伤"，在挤压解除后可出现以肢体肿胀、肌红蛋白尿、高血钾为特点的急性肾功能衰竭。如不及时处理，后果常较为严重，甚至导致伤患者死亡。

1　如果事故刚发生，需尽快搬开挤压身体的重物。如果被压时间超过 10 分钟，则不要轻易搬开重物，以免增加发生休克和内脏出血的危险，此时一边安慰伤者，一边及时拨打"120"急救电话。

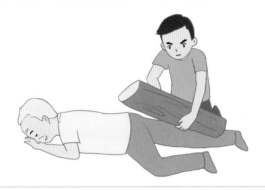

2　手和足趾的挤伤，指（趾）甲下会因血肿呈黑色，可立即用冷水、冰袋进行冷敷，以减少出血、减轻疼痛。

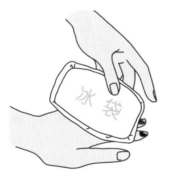

3　如果有出血，可用手或干净的棉垫用力压住伤口，进行压迫止血，待血止住后再进行包扎。

4　如果怀疑发生了骨折，可用夹板进行固定（具体方法参见本书 P62-68）后及时送医，或拨打"120"急救电话，等待救援人员到来。

下巴脱臼

下巴脱臼常好发于中老年人。由于组织退化、松弛，中老年人在大笑、哈欠、打喷嚏时，下颌关节的关节头向前移动幅度大，超过关节结节，导致脱位。

病情判断

< 1 > 可出现突然闭不上嘴，上下牙合不上，而且还流口水，说起话来也支支吾吾地听不清楚。

< 2 > 下巴向下垂，脸明显的长了，还可能出现局部疼痛、牙痛、表情僵硬等症状。

< 3 > 常见的运动阻碍为张口受限，但也可出现张口过大或张口时下颌偏斜。此外，还可伴有颞部疼痛、头晕、耳鸣等症状。

1 复位人可将家庭中常用的方凳放倒，让患者靠墙而坐，头贴着墙，这样下巴就能低于复位人的肘关节，复位时好用力。

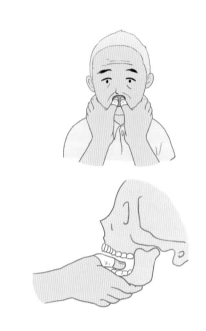

2 复位人的双手拇指裹上手帕类布艺，伸进患者的口腔里，放在两边后牙的咬合面上，其余的4个手指放在嘴外边的下颌骨的下缘。

3 复位之前，先转移患者的注意力，然后用力向下压下颌，同时将颏部向上端，这样使下颌骨的髁状突呈弧状转动到结节的下面，只要轻轻向后推动一下，就能使髁状突滑到原来的关节腔里。同时复位人的双手拇指迅速滑到后牙的外边，避免咬伤。

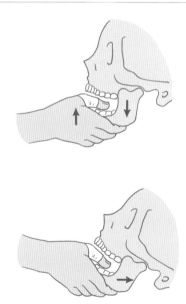

4 复位后，最好使用绷带将下巴托住，几天内不要张大嘴，防止形成习惯性脱位。

骨折

老年人因骨质疏松，有时在外力作用很小的情况下也容易骨折，加之老年人痛觉神经不太敏感，这就使得老人骨折后疼痛不会太明显或症状会明显滞后。

病情判断

< 1 >　局部的疼痛、肿胀，活动受限是最常见的表现。受伤当时可能疼痛、肿胀较轻，甚至在忍痛的情况下，可以进行日常的活动，很容易被家属和医生认为是筋伤，但一般2~3天后症状就明显了，出现局部皮肤青紫、不能活动。

< 2 >　如果发现关节畸形，一般可以直接肯定为骨折，但对于老年人，受伤的外力相对轻微，有时畸形不明显，可能导致漏诊。

< 3 >　常见的髋部骨折可以出现下肢足部外翻，前臂骨折表现为腕部侧面观呈餐桌上的"餐叉样"的畸形。

1 老人一旦发生跌倒等意外状况时，不要急于爬起来，在神志清楚后，慢慢地从远端到近端活动自己的关节。

2 如果感觉不能伸屈或屈曲，应呼救或拨打电话等待救助。

3 确定老人骨折后，救助者首先要对患侧固定，固定的目的不是为了复位，而是为了减轻患者的疼痛，防止搬运时损伤周围正常组织。

4 老人骨折紧急处理完后，尽快转送至医院救治。

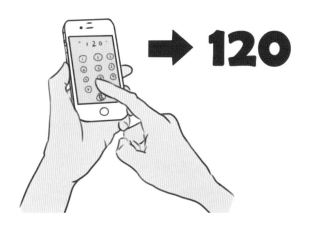

1 无论骨折部位是否固定，都不能由一人背或抱，也不能由两人拉车式搬运，应该由三人组成，一人抬头颈部，一人抬腰部，另一人抬膝和小腿部。

2 如脊柱损伤和骨盆骨折的患者，最好平卧于硬板上，不能用帆布等软担架搬运。

踝关节扭伤

踝关节扭伤在日常生活中极为常见，这是由于踝关节构造复杂、肌肉薄弱、负重大，同时人们在行走、奔跑、跳跃、运动、劳动等活动中都需要频繁使用踝关节。

病情判断

< 1 >

踝关节扭伤极易判断，包括足内翻所致和足外翻所致两种。前者较为多见，主要造成踝关节外侧副韧带不同程度的损伤；后者较少发生，主要导致踝关节内侧副韧带损伤。

< 2 >

受伤部位局部可出现不同程度的疼痛、压痛明显、关节活动不灵活、肿胀、皮肤青紫，严重者可出现骨折、畸形等。

1　立即停止行走、运动或劳动，取坐位或卧位。同时，可用枕头、被褥或衣物、背包等把足部垫高，以利静脉回流，从而减轻肿胀和疼痛。

2　立即用冰袋或冷毛巾敷局部，使毛细血管收缩，以减少出血或组织液渗出，从而减轻疼痛和肿胀。

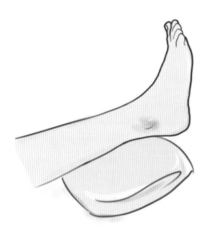

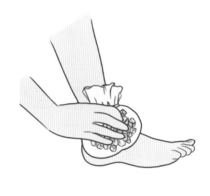

3　冷敷后，用绷带、折叠成条带的三角巾等布料做踝关节"8"字形加压包扎，使受伤的外踝形成足外翻，或受伤的内踝形成足内翻，可减轻疼痛。

4　把伤员送往医院进一步诊断治疗，必要时拨打"120"急救电话。

抽筋

抽筋是指肌肉突然不由自主地收缩痉挛，通常是由于运动前热身不足、剧烈运动和肢体保持同一姿势过久所致。此外，大量出汗、腹泻或呕吐导致脱水，以及缺钙、受凉也会引起抽筋。

病情判断

肌肉强直，一阵阵地抽动，无法放松，并且由这组肌肉牵动的关节不能自由活动。

急救方法

抽筋的急救方法主要有两步：

1 小心地舒展、拉长抽筋部位的肌肉，使肌肉充分放松。

2 用推或揉的方法按摩抽筋部位的肌肉，然后可用毛巾热敷在抽筋部位。

手臂抽筋： 伸直抽筋的手臂，将手腕向手背方向伸展，用健侧手慢慢扳直手指，然后按摩手臂抽筋部位的肌肉。

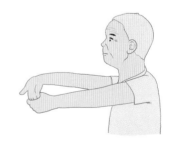

大腿抽筋：如果是大腿前侧的肌肉抽筋，可将腿屈膝向后上方弯曲，同时用同侧手握住脚背，将脚尽量拉向臀部。如果是大腿后面的肌肉抽筋，可以请他人协助，向前抬高抽筋的腿，使膝部伸直，同时按摩抽筋处的肌肉。

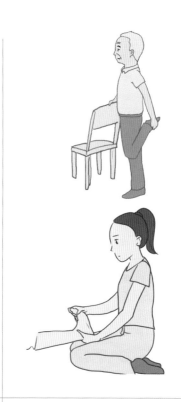

小腿抽筋：将抽筋的腿伸直，救助者抓住其脚尖，慢慢地朝膝盖方向向上推，并轻轻按摩抽筋处的肌肉。

脚趾抽筋：将抽筋腿的脚后跟向上抬起，以脚尖站立，使肌肉放松。或由他人协助，将抽筋腿的脚趾向上推，待肌肉放松后，按摩脚掌。

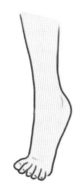

手指、手掌抽筋：将手握成拳头，然后用力张开，又迅速握拳，如此反复进行，并用力向手背侧摆动手掌。

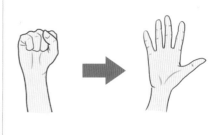

低温烫伤

低温烫伤是指虽然基础温度不高，但皮肤长时间接触高于体温的低热物体而造成的烫伤。当皮肤接触近60℃的温度持续5分钟以上时，就有可能造成低温烫伤。

病情判断

< 1 >　低温烫伤常发生在人体下肢。由于是低温热源的持续作用，损伤不仅限于皮肤浅层，会逐渐发展为真皮深层及皮下各层组织烫伤。

< 2 >　低温烫伤和高温引起的烫伤不同，创面疼痛感不十分明显，仅在皮肤上出现红肿、水疱、脱皮或者发白的现象，面积也不大。

< 3 >　低温烫伤皮肤表面看上去烫伤不太严重，但创面深，严重者甚至会造成深部组织坏死，如果处理不当，可能会发生溃烂，长时间都无法愈合。

1　立即用凉水对着烫伤处冲洗 5~10 分钟，或者用凉毛巾、冰袋进行冷敷。

2　不要用酱油或牙膏涂抹烫伤处，这样容易引起烫伤处感染。

3　及时就医诊治。低温烫伤的严重程度难以用肉眼辨别，严重者无法通过局部换药治愈，有可能需要手术切除坏死组织，应尽早寻求专业治疗，以免延误病情。

4　在使用热水袋取暖时，水温不易过高，热水袋外面最好用布包裹隔热，或放于两层毯子中间，使热水袋不直接接触使用者的皮肤。

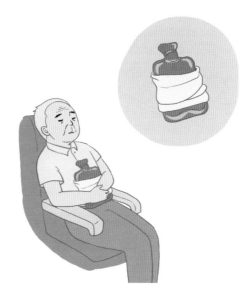

5　如果用电热毯，温度不要设置过高，也不要整夜使用；注意不要长时间地贴近暖气片等取暖设备。

意外跌倒

意外跌倒好发于 65 岁以上的老年人，老年人跌倒死亡率随着年龄的增长会急剧上升。跌倒除了会导致老年人死亡外，还导致大量残疾，并且会给老年人带来恐惧心理。

病情判断

< 1 >　有些疾病会导致老人突然跌倒，如心脏病、高血压、低血糖等发作，尤其出现头晕、晕厥等情况，就会跌倒。

< 2 >　一些非疾病的原因，如走路绊倒、被撞倒，以及由于紧张、惊吓而诱发心脏病、高血压急症也有可能导致老人跌倒。

急救方法

1　判断意识前，不要轻易移动患者。轻拍老人双肩，分别在双侧耳旁大声呼喊，如老人无任何反应，应用 5~10 秒观察胸部是否有起伏，以判断呼吸是否存在。

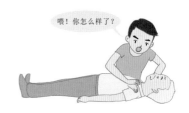

喂！你怎么样了？

2 如果老人意识清楚，应询问其跌倒的情况。首先应怀疑是否为"急性脑血管病"，询问相关症状，如有无头晕、心慌、胸痛等。

3 检查有无局部外伤，及时采取止血、包扎、固定等措施。

4 不要给老人喂水、喂饭、喂药等，以防止窒息。

5 如果老人意识丧失，但呼吸存在，应将其摆放成稳定侧卧位，检查口腔中是否有呕吐物，用手指清理干净。并拨打"120"急救电话。

6 如果老人意识丧失，呼吸也停止或呈喘息样呼吸，应立即做心肺复苏术，并叫人拨打"120"急救电话。

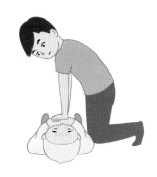

7 如因车祸、高处坠落等外界暴力原因，导致老人颈部、背部、腰部剧烈疼痛，应考虑有脊柱损伤的可能，此时禁止搬动老人，以免加重损伤，立即拨打"120"急救电话说明情况，请专业急救医生处理。

台风

台风是一个强烈的热带气旋。台风将到的前两三天，可以由若干现象来预测台风正即将来临：高云出现、雷雨停止、能见度良好、骤雨忽停忽落、风向转变、特殊晚霞、气压降低等。

台风来了，该做些什么：

< 1 > 通过电视、收音机、电脑、手机等密切关注有关该台风的最新讯息。

< 2 > 取消或延迟台风当天的航班及户外活动，积极准备防灾工作。

< 3 > 为防止突然停水、停电，应提前贮备够1~2 天的食物（包括无需烹饪的干粮）、饮用水，以及手电筒、电池、蜡烛、火柴，并为手机和备用电池充满电。

1 勿外出，关好门窗，取下家里悬挂易倒的东西；检查电路、炉火、煤气等设施是否安全。

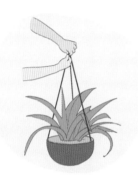

2 将门窗进行密封和固定，大片玻璃可用宽胶带贴上"米"字。

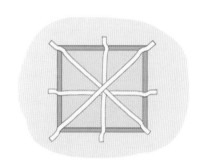

3 住在低洼地区和危房中的人员要及时转移到安全住所；遇到危险时，请拨打当地政府的防灾电话求救。

4 台风眼经过时会出现短暂的"雨过天晴"，千万不要以为台风已过境而准备外出。

台风来得快去得也快，对于普通居民的影响时间一般在 2~3 天。有些人在台风来临之前由于心理紧张的关系，容易过度采购，买到很多不需要的物品，或者导致吃不完的新鲜食物变质，造成浪费。建议准备全家人 3~4 天的食物量即可。

地震

地震是地球上破坏力最大的灾难之一。迄今为止，人类尚无法准确地预测地震，但近些年来各地区地震频发，因此每个人都有必要学习在地震中自救和救人的相关常识。

震前征兆

< 1 > 动物出现异常：例如家禽家畜不吃不喝，狂叫不止，不进窝圈；大量的老鼠白天出洞，不畏追赶等。

< 2 > 地下水发生异常：例如镇区的枯井突然有了水，井水的水位突然大幅度上升或下降，井水由苦变甜、由甜变苦等。

< 3 > 出现强烈、怪异的地声：如雷鸣、大炮或机器轰鸣、狂风呼啸、大树折断声，好似刮风，但树梢不动。持续几秒到几分钟。

< 4 > 出现明亮而恐怖的地光：五光十色，呈片状、带状、柱状、球状等，亮如白昼，但树无影。持续几秒到几分钟。

1　地震发生时，如果在室内，就呆在屋里，如果来得及就关掉液化气、电源。

2　身体蜷曲成球形，用被褥、枕头、脸盆、双臂等物保护好头部。

3　室内房屋倒塌以后，大块倒塌体与支撑物形成的三角空间，被称为避震空间或"安全岛"。例如，内墙墙角；厨房、卫生间、储藏室、有良好支撑的内部门道等开间小的地方。

4　如果在平房里，迅速钻到床下、桌下等安全区域，等地震间隙再尽快离开住房，转移到安全的地方。

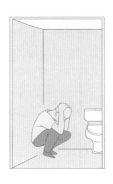

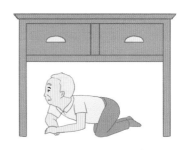

注意事项

1　如果地震后被埋在建筑物中，应先设法清除压在自己腹部以上的物体。

2　用毛巾、衣物捂住口鼻，防止烟尘窒息。

3　要注意保存体力，设法找到食物和水，尽量创造生存条件，等待救援。

1 选择开阔、安全的地方。远离头顶有电线或有任何可掉落（如招牌、花盆）的地方。

---

2 避开高大建筑物、烟囱、胡同、架空管道、高压线、变电器、桥梁、山坡陡崖、危岩滚石、河岸地带。

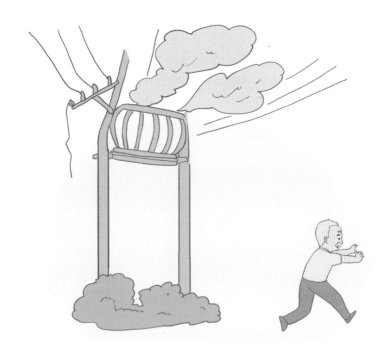

注意事项

1 如果已经准备到户外，就别返回建筑物内。首次地震使任何建筑都不太牢固，如果接着再发生小震，建筑物一般都会坍塌。

2 斜坡上的土石容易滑落，如果被数吨重的土块或岩石压倒（它们具有可怕的速度），很少有幸存的机会。